Mosaik bei
GOLDMANN

*Buch*

Wer schnell ein paar Kilo verlieren möchte, legt oft ein paar Fastentage ein. Doch Fasten ist weit mehr als bloßer Nahrungsentzug. Fasten ist eng mit dem spirituellen und geistigen Sinn verbunden: Wer fastet, gewinnt Klarheit, findet innere Balance und erlangt Kraft, um Lebenskrisen zu meistern oder schlechte Gewohnheiten abzulegen. All diese Aspekte verbinden Pastor Jürgen Fliege und Dr. Ingrid Kiefer und machen dieses Buch so zu einem Werk für Körper, Geist und Seele gleichermaßen. Im ersten Teil beschäftigt sich Pastor Jürgen Fliege mit dem Sinn des Fastens und bringt seine persönlichen Erfahrungen mit der Fastenbegleitung ein. Im zweiten Teil erklärt Dr. Ingrid Kiefer, Ernährungswissenschaftlerin und Gesundheitspsychologin, die Wirkungen des Fastens aus ernährungswissenschaftlicher Sicht. Denn nur, wer richtig fastet, sich die nötige Ruhe dafür nimmt, kann von den positiven Effekten des Fastens profitieren.

*Autoren*

Jürgen Fliege, geboren 1947, ist evangelischer Pfarrer, Filmemacher, Autor, TV- und Radiomoderator. Durch seine Talkshow »Fliege« wurde er einem Millionenpublikum bekannt. 1999 gründete er ein privates Institut für Seelsorgen und Kommunikation zur Fortbildung von Pfarrerinnen und Pfarrern. Dr. Ingrid Kiefer ist Ernährungswissenschaftlerin und Gesundheitspsychologin an der Universität Wien.

*Von Jürgen Fliege außerdem bei Mosaik bei Goldmann*

Die Ordnung des Lebens (16912)
Der Himmel ist auf deiner Seite (16872)

Jürgen Fliege, Ingrid Kiefer

# Sehnsucht nach der Mitte

## Fasten als Weg

Mosaik bei
GOLDMANN

Alle Ratschläge und Hinweise in diesem Buch wurden von den Autoren und vom Verlag sorgfältig erwogen und geprüft. Eine Garantie kann dennoch nicht übernommen werden. Eine Haftung der Autoren beziehungsweise des Verlags für Personen-, Sach- und Vermögensschäden ist daher ausgeschlossen.

*Bildnachweis*: CC Vision: S. 58, 66, 94, 102, 119, 180; Corbis (Cooligdge): S. 32; Corbis: S. 56; Dynamic Graphic: S. 132, 136; Getty (digitalvision): S. 146, 172; Getty: S. 230; Photo Alto: S. 200; PhotoDigital: S. 154, 166; Photodisc: S. 22, 42, 49, 50, 80, 111, 122, 142, 153, 182, 252, 266; Südwest Verlag (Bonisolli): S. 214, 298; Südwest Verlag (Felbert/Eickenberg): S. 296; Südwest Verlag (Newedel): S. 223; Südwest Verlag (Plewinski): S. 247; Südwest Verlag (Schönenburg): S. 275; Südwest Verlag (Seiffert): 189; Südwest Verlag (Vey): S. 279

FSC
Mix
Produktgruppe aus vorbildlich bewirtschafteten Wäldern und anderen kontrollierten Herkünften

Zert.-Nr. SGS-COC-1940
www.fsc.org


Verlagsgruppe Random House FSC-DEU-0100
Das für dieses Buch verwendete FSC-zertifizierte Papier *Munken Print* liefert Arctic Paper Munkedals AB, Schweden.

1. Auflage
Vollständige Taschenbuchausgabe Oktober 2008
Wilhelm Goldmann Verlag, München,
in der Verlagsgruppe Random House GmbH

Umschlaggestaltung: Design Team München
Umschlagfoto: Büro Fliege, Tutzing
Satz: Buch-Werkstatt GmbH, Bad Aibling
Druck und Bindung: GGP Media GmbH, Pößneck
LH · Herstellung: IH
Printed in Germany
ISBN 978-3-442-16977-1
www.mosaik-goldmann.de

# Inhalt

# Vorwort

Mein Motto für dieses Buch ist »Fasten statt hungern«. Durch die langjährige Erfahrung in der Ernährungsberatung und Gewichtsreduktion bin ich eigentlich eine oftmals zitierte Fastengegnerin. Immer wieder berichten Klienten/-innen über ihren Misserfolg beim Fasten. Nur nach langwieriger Therapie gelingt es uns dann, die Folgen sowohl körperlich als auch psychisch wieder zu mindern.

Die Ursache der negativen Auswirkungen sind aber immer schnell erhoben: Fasten wird meist immer als schnelle Methode zur Gewichtsreduktion eingesetzt. Außerdem wird es immer mehr zur Modeerscheinung. Es ist in unserer Zeit des Überflusses »in« zu fasten.

Unzählige Fastenangebote werden teuer verkauft, und letztendlich kauft man sich nur den Freibrief, die restliche Zeit des Jahres uneingeschränkt essen und trinken zu können. Fasten also als Absolution für einen ungünstigen, ungesunden Lebensstil. So meine Erfahrungen mit mehr oder weniger fastenerfahrenen oder vielleicht besser gesagt, fastengeschädigten Klienten.

Fasten ist aber mehr, als schnell einige Kilos zu verlieren oder sich zu beweisen, dass man tatsächlich zwei Wochen auch ohne Essen auskommen kann. Fasten ist Reinigen, und zwar von Körper, Geist und Seele, und genau hier ist für mich der sinnvolle Zugang zum Thema.

Der spirituelle Aspekt ist für mich ganz wesentlich, wenn nicht überhaupt vorrangig. Aus diesem Grund habe ich mich entschlossen, mit dem Experten auf diesem Gebiet, Herrn Pastor Jürgen Fliege, dieses Buch zu schreiben.

Gemeinsam möchten wir einerseits auf die Missverständnisse in Zusammenhang mit dem Thema Fasten hinweisen, möchten Ihnen helfen, richtig zu fasten und somit alle Vorteile voll auszuschöpfen. Ich möchte Ihnen die Veränderungen im Körper während und auch nach dem Fasten nahebringen, Ihnen Fastenformen vorstellen und Sie auf alle Vor- und Nachteile hinweisen. Mir ist es wichtig, zu zeigen, dass Fasten nichts mit Diäten, mit Gewichtsreduktion und schon gar nichts mit Hungern zu tun hat.

Jürgen Fliege beschreibt das Fasten als idealen Weg, die innere Balance zu finden, Lebenskrisen zu meistern oder einfach schlechte Gewohnheiten abzulegen. Fasten ist viel mehr als einfacher Nahrungsentzug! Jürgen Fliege sieht das Fasten als eine spirituelle Übung. Fasten lehrt uns das Reduzieren auf das Wesentliche. Wer fastet, gewinnt Klarheit, was an der Lebensführung geändert werden sollte und was nicht.

Nur wer richtig fastet, sich dafür die nötige Ruhe nimmt, kann die positiven Effekte erleben. Dabei möchte ich Sie gemeinsam mit Herrn Fliege sehr gerne unterstützen.

*Ingrid Kiefer*

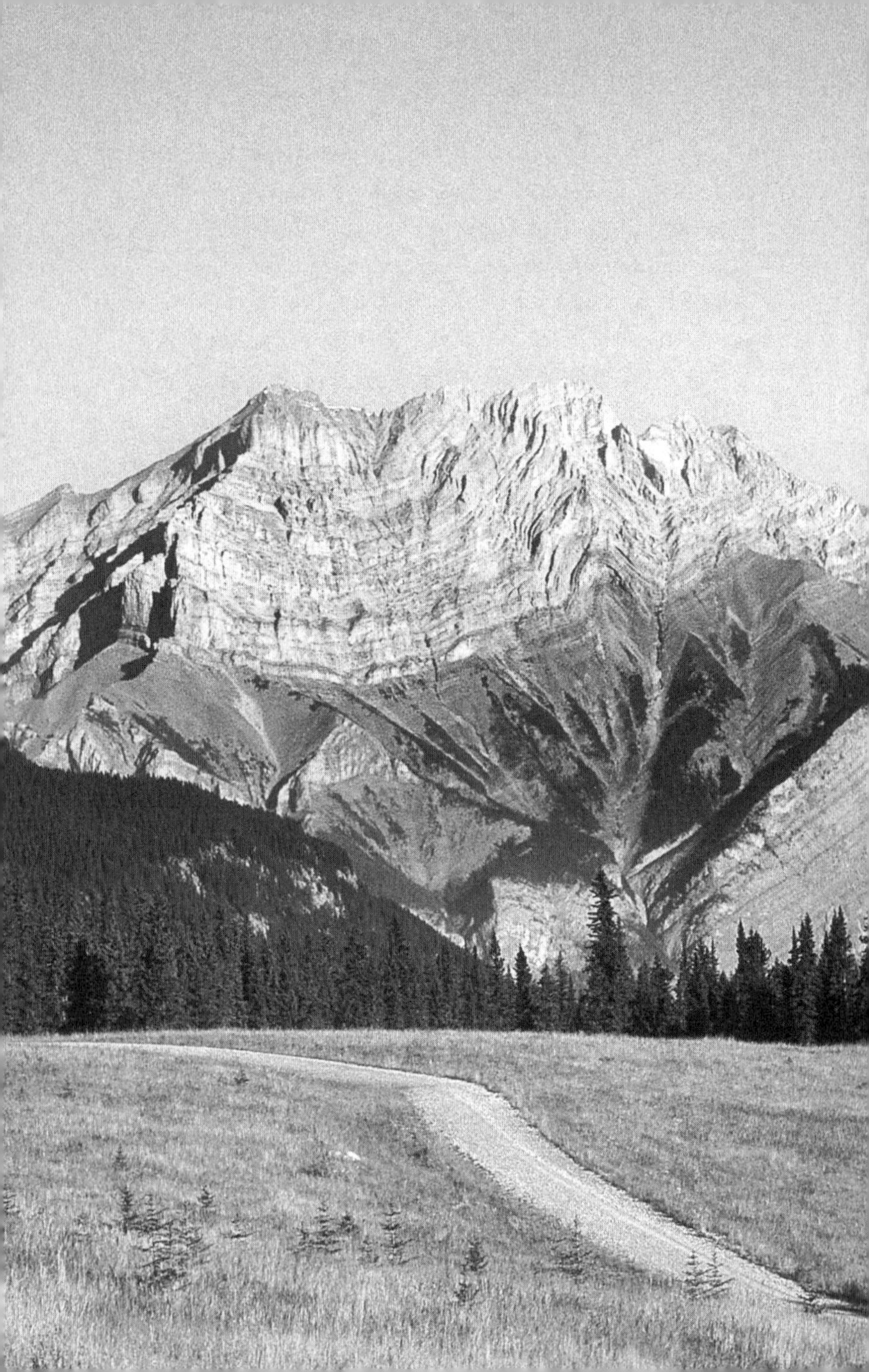

# Fasten ist Nahrung für die Seele

Ein Gebet für Körper, Geist und Seele
und zu allen Jahreszeiten des Lebens

*»Schenke mir eine gute Verdauung, Herr,
und auch etwas zum Verdauen.*

*Schenke mir Gesundheit des Leibes,
mit dem nötigen Sinn dafür,
ihn möglichst gut zu erhalten.*

*Schenke mir eine reine Seele, Herr,
die im Auge behält, was gut ist und rein,
damit sie im Anblick der Sünde
nicht erschrecke, sondern das Mittel finde,
die Dinge wieder in Ordnung zu bringen.*

*Schenke mir eine Seele,
der die Langeweile fremd ist, die kein Murren
kennt und kein Seufzen und Klagen,
und lass nicht zu, dass ich mir allzu viel
Sorgen mache um dieses sich breit-
machende Etwas, das sich »Ich« nennt.*

*Herr, schenke mir Sinn für Humor,
gib mir die Gnade, einen Scherz zu verstehen,
damit ich Glück kenne im Leben
und anderen davon mitteile.«*

Thomas Morus (1478–1535)

Wir Menschen in Europa leben im Speckgürtel von Mutter Erde. Weltweit sind bereits über eine Milliarde Menschen übergewichtig. In Europa hat mehr als die Hälfte der Erwachsenen zu viel an Körpergewicht. Betroffen sind aber auch in zunehmendem Maße die Kinder.

Bis zu 20 Prozent der Kinder sind bereits übergewichtig, Tendenz steigend. Übergewicht heißt: Wir in Europa behandeln den Körper schlecht. Wenn Sie Ihren Körper schlecht behandeln, gibt er Ihnen Warnsignale: Schmerzen und Krankheit.

Wir Menschen aber bestehen nicht nur aus Körper, sondern auch aus Geist und Seele – beide behandeln wir nicht besser, und beide geben uns ebenfalls Warnsignale. Auch Ihr Geist warnt Sie, wenn Sie ihn vernachlässigen: durch Vergesslichkeit, fehlende Konzentration und Nervosität zum Beispiel. Das wissen Sie. Und Sie kennen auch das wichtigste Warnsignal Ihrer Seele, wenn sie unter Druck gesetzt wird: Stress!

## Warnsignale der Seele

Die Seele meistert die Aufgaben und Prüfungen unseres Lebens. Wenn beides nicht mehr richtig gut gelingt, sind Sie im Stress.

Stress merkt man Ihnen an. Leider aber ist es so, dass Sie selbst den Stress nicht merken. So geht es den meisten Menschen. Sie sind da keine Ausnahme!

Wie wichtig die Warnsignale der Seele sind, hat Dr. Herbert Benson, lange Jahre Medizinprofessor an der Harvard-Universität, herausgefunden:

- Stress ist eigentlich eine gute Sache. Stress tritt auf, wenn Sie eine Leistung erbringen oder wenn Sie sich einer Herausforderung stellen.
- Stress ist nur dann ungesund, wenn Sie Leistungen von sich fordern oder erbringen müssen, denen Sie sich nicht gewachsen fühlen – das reicht schon – oder nicht gewachsen sind.
- Ärzte, die Ihnen Pillen gegen körperliche Schmerzen oder Psycho-Pillen gegen Nervosität verschreiben, können Leiden mildern. Aber sie bekämpfen so nur die Warnsignale, und nicht die Ursachen für Ihre Leiden. Solche Ärzte machen Sie dann fit für ein eigentlich ungesundes Leben.
- Wenn Sie körperlich und mental gesund werden wollen, müssen Sie auf Ihre Seele hören. Sie sagt Ihnen, wo Sie durch Pflichten oder andere Menschen ausgebeutet werden oder sich durch zu großen Ehrgeiz selbst ausbeuten. Die Seele aber spricht leise. Deshalb spüren Sie selbst Ihren Stress nicht und erkennen ihn nicht als Warnsignal. Sie verstehen Ihre Seele nur, wenn Sie aufmerksam in sich hineinhorchen.
- Was die Seele Ihnen sagen will, ist: »Du musst entspannen, dich gesund ernähren, dich bewegen und angstbeladene Gedanken aufgeben.« Das ist nicht leicht, aber dabei hilft Ihnen Ihre Seele.

## Beten hilft Ihrer Gesundheit

Etwa zwei Drittel der Ärzte glauben daran, dass Gebete – die Sprache der Seele – vor dem Krankwerden schützen und bei der Genesung von Krankheiten helfen. Eigentlich sollten Ärzte mit ihren Patienten öfter mal beten. (Aber welche Kasse zahlt dafür?!) Das Gebet ist in allen Kulturen zu allen Zeiten ein Weg gewesen, dem körperlich und geistig-seelisch leidenden Menschen zu helfen, gesundheitlich ins Lot zu kommen. Ein zweiter Weg, ein intensiverer, ist das Fasten.

Auf Fasten und Beten möchte ich Ihnen Appetit machen. Können Sie es schaffen, das Fasten? Trauen Sie es sich zu?

## Der Lohn des Fastens

Was Fasten Ihnen bringt, haben Sie am Anfang dieses Kapitels gelesen, in dem Gebet des Thomas Morus, von dem wir sicher sein können, dass er gefastet hat. Morus war ein kirchentreuer Katholik, ein Gegner Martin Luthers, er war Lordkanzler, also »Premierminister« des Königs Heinrich VIII. von England. Von seinem König ist er hingerichtet worden, da er sich gegen die Abspaltung der englischen von der römischen Kirche gewandt hatte.

Fasten schenkt Ihnen, was in diesem Gebet von Gott erfleht wird (in Kapitel Beten und Fasten auf Seite 59 ff. werden Sie lesen, dass Beten eigentlich kein Bitten ist, kein Wunschzettel, den man an den Himmel schickt). Sie können sich also aus eigener Kraft – durch Fasten – die von Thomas Morus genannten Wünsche selbst erfüllen:

- eine gute Verdauung,
- Gesundheit des Leibes,
- den nötigen Sinn dafür, den Leib möglichst gut zu erhalten,
- eine reine Seele, die im Auge behält, was gut ist und richtig, und
- die im Anblick der Sünde nicht erschrickt, sondern das Mittel findet, die Dinge wieder in Ordnung zu bringen,
- eine Seele, der die Langeweile fremd ist,
- die kein Murren, kein Seufzen und Klagen kennt,
- die Ihnen nicht allzu viele Sorgen macht um dieses sich breitmachende Etwas, das sich »Ich« nennt.

Fasten schenkt Ihnen:

- Sinn für Humor,
- neuen Sinn für das Glück im Leben und
- die Freude, das Glück mit anderen zu teilen.

## Fasten ist gesunde Nahrung für die Seele

Zum Gewichtabnehmen ist Fasten viel zu schade – und außerdem kaum hilfreich (siehe Seite 235 ff.).

Die Seele ist, was Frauen nach alter Tradition waren: die Hüterin des Hauses. Durch Fasten wird die Seele Sie dahin bringen, dass Sie sich ausreichend bewegen und entspannen, gesund ernähren und angstbeladene Gedanken aufgeben.

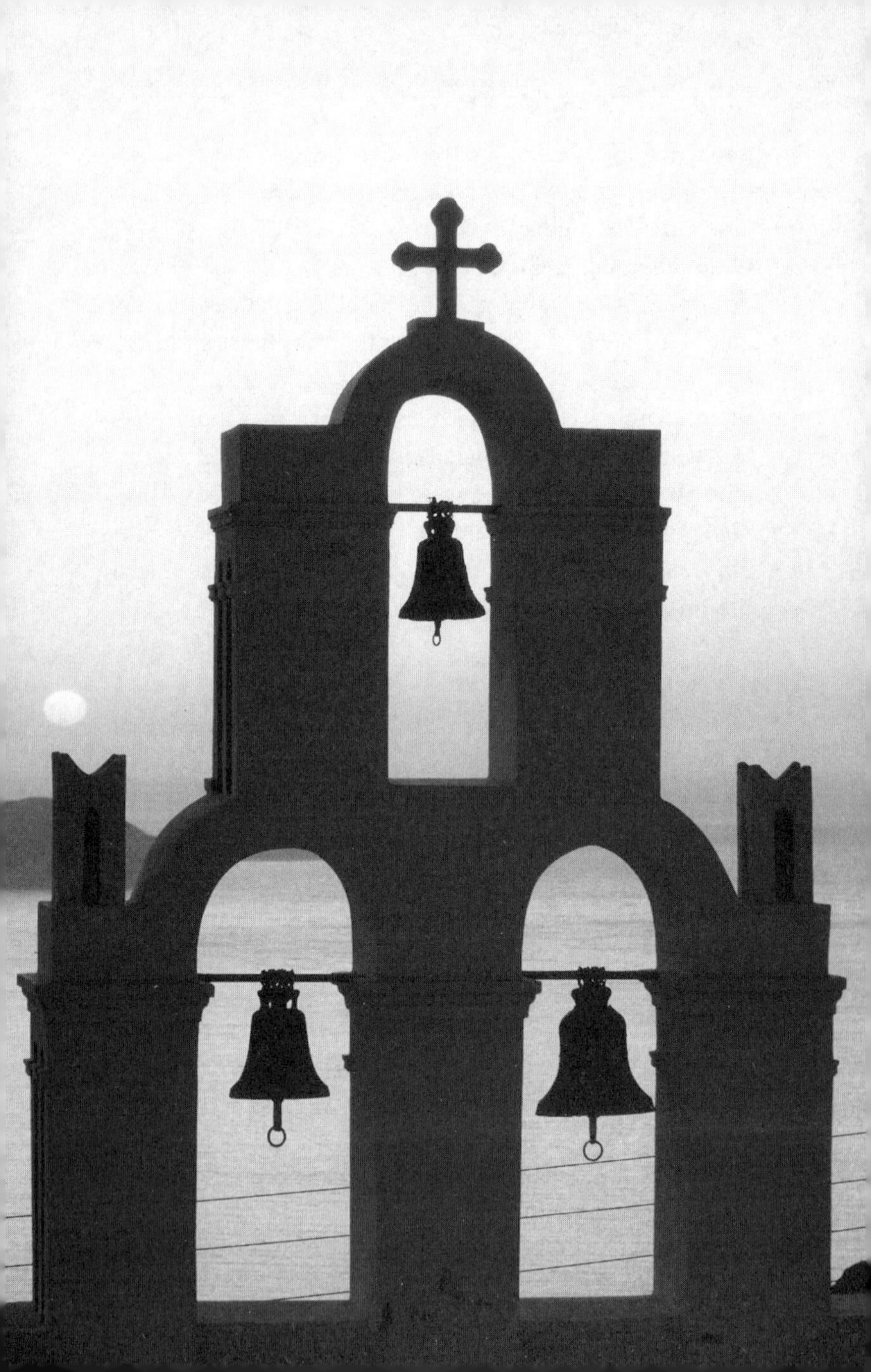

# Drei kleine Fastenpredigten

*»Manchmal hab ich den Eindruck,*
*sie reden deshalb so schnell,*
*damit sie selber nicht verstehen müssen,*
*was sie da sagen.«*

Kabarettist Bruno Jonas als Bruder Barnabas in Mönchskutte in der Fastenpredigt 2005 auf dem Münchner Nockherberg über deutsche Politiker

Die Fastenzeit in Bayern, wo ich seit vielen Jahren lebe, beginnt fröhlich. Ihr voraus geht der Fasching, der Karneval – die Zeit, in der nach alter Tradition sogar die katholische Kirche den Menschen erlaubt, über die Stränge zu schlagen und sich ein bisschen mit dem Teufel einzulassen.

Am Aschermittwoch aber ist es damit vorbei. Die Fastenzeit beginnt. Das Leben bekommt einen neuen Rhythmus. Die Sünder der vergangenen Wochen werden zur Ordnung gerufen: Abkehr von der Sünde. Hinwendung zur Kirche. Aber alles in Maßen. Wörtlichen. Die Fastenzeit in München beginnt nämlich traditionell mit dem Starkbier-Anstich auf dem Münchner Nockherberg. Und die Fastenzeit wird hier »die fünfte Jahreszeit genannt« – wegen des Bieres, das traditionell auch den Mönchen beim Fasten erlaubt war.

Meine drei kleinen Fastenpredigten sollen Ihnen zeigen,

dass Sie sich beim Fasten wohlfühlen werden. *Fasten nährt die Seele, damit sie uns zwischen »Gotteswerk« und »Teufelswerk« wieder in unsere eigene Mitte bringt.*

## Meine erste kleine Fastenpredigt

Es ist drei Uhr in der Nacht. Ich kann nicht schlafen. Ich brauche auch nicht zu schlafen. Es ist meine Fastenzeit. Ein bisschen Schlaf reicht mir. Drei, vier Stunden Schlaf. Mehr brauche ich jetzt nicht. Ich habe mehr Zeit zum Leben! Mehr Lebenszeit! Und es ist nicht irgendeine Zeit. Es ist früher Morgen. Es ist die stillste Zeit des Tages. Die Vögel fangen gerade erst an, ihre Stimmen zu erheben. Ich stehe auf. Ich will die Zeit nutzen. Ich will Ihnen schreiben.

So eine Fastenpredigt in der Tradition der großen Bußprediger von Johannes dem Täufer über Savonarola bis Luther, predigt im Grunde nicht das Fasten des Körpers. Die geht immer tiefer. Sie dringt zum Zentrum des Lebens vor. Sie sucht unter den gelungenen und weniger gelungenen Tagen des Lebens, zwischen Fundamenten und Trümmern den Sinn des Lebens. Darum poltert sie so oft. Darum schimpft sie. Sie sieht den Scherbenhaufen und schreit nach Leben. Sie schreit an gegen den Lärm der Welt. Sie schreit, weil ihr alles zu viel geworden ist. Sie schreit, weil der Tod wieder nach dem Leben greift.

Was soll das ganze Himmelstheater und Welttheater, wenn man nicht weiß, warum und wozu das alles? Was soll jetzt diese ganze Fasten-Modebewegung, die die Seele nicht berührt, ja gar nicht berühren will? Es geht doch im Leben und im Fasten nicht um ein paar Kilos runter, die morgen wieder drauf sind! So ein Unsinn! So ein Jo-Jo-Kinderspiel! Dicksein kann doch auch schön und friedlich machen. Spindeldürre können so krank und unglücklich sein! Und beides ist obendrein völlig verwirrend und immer auch eine Frage der Mode und Moderne.

Worum geht es eigentlich?

Wahre Fastenpredigten erzählen daher davon, was man unter den hellwach machenden Erfahrungen der Fastenzeit für tiefere Erkenntnisse und klarere Einsichten in sein Leben hat. Und nicht nur in sein eigenes.

Wer tief sehen lernt, schaut immer auf den Grund. Welche unsichtbaren, verdeckten oder verdreckten Wasser- und Lebensadern durchziehen mein Leben? Was sieht man denn auf dem Grund seines Lebens oder unseres Lebens, wenn man für ein paar Tage einmal nicht nach der Melodie der Rattenfänger und Konsumapostel tanzt, singt, shoppen und konsumieren geht?

Schluss mit der Religion der Gier und des Mehr, Mehr, Mehr! Schluss mit dem immer Schneller, immer Höher, immer Herrlicher, immer Tiefer, immer Lauter, immer Bunter! Schluss damit!

Fasten macht hellsichtig. Was sieht man da? Da sieht man, dass wir unter all dem, was wir haben, zu verkommen drohen. Wir sind wie überdüngte und überwässerte Pflanzen. Unsere Blätter welken in bestem Klima. Es fehlt uns die

Dürre der Wüste! Es fehlt uns eine allgemeine Kultur des Fastens!

Zuerst kommt also das Fasten, sieben Tage, zehn Tage oder auch viel mehr. Zuerst der Körper! Body first! Das Entgiften des Körpers zuerst, dann des Geistes und dann der Seele! Das ist der einfache, handwerkliche Weg. Weniger Schlaf ist dann notwendig, um weniger eingeschläfert zu werden. Und dann auf einmal, wie jetzt in der Nacht bei mir, Einsichten und Bilder und die Lust, aufzubrechen zu einem neuen Leben!

Was sehe ich? Ich sehe, dass unser Leben ohne Fasten kaum gelingen kann. Ich sehe, dass es einen Fortschritt ohne Rückschritt nicht geben kann. Ich sehe, dass es eine Weitsicht ohne Einsicht nicht geben kann. Wie der Mensch, so seine Mutter, die Erde! Ich sehe, dass der Teil unserer Erde, der unter einem Zuviel an allem leidet, durch ein Zuwenig gesund werden kann. Ich sehe, dass riesige Waldbrände den Menschen Raum zum Leben nehmen, aber der Erde diesen Raum zurückgeben. Ich sehe, dass in diesen Tagen der Engel der Vögel fliegt, um sich Leben bei den Menschen zu holen, das sie den Hühnern nahmen. Es gibt kein genommenes Leben ohne ein gebendes Leben! Wer nicht gibt, dem wird genommen!

Es ist alles ein Nehmen und Geben. Und wir nehmen zu viel, und wir geben zu wenig

Ich sehe, ich sehe, ich sehe. Ich sehe, weil ich faste! Und ich schreibe, was ich sehe.

Amen!

# Zweite kleine Fastenpredigt

Gesehen und aufgeschrieben in der nächsten Morgenfrühe, wo die fastenden Mönche schon ihre ersten Choräle singen. Sie sind die wahren Helden der Stille. Sie sind die letzten Hüter und Wahrer der tief in den Religionen dieser Welt eingewachsenen Fastentraditionen. Ihre Mägen, die nicht ermüden und schlafen, weil sie über Stunden verdauen mussten, sind schon wach. Wachet auf, ruft ihnen eine innere Stimme zu! Sie klingt wie ein Wächter des Lebens. Und die Väter und Brüder und Schwestern des Himmels folgen ihnen gern

Mönche verstehen sich als Schüler eines Meisters. Sie wollen dienend dem Geheimnis des Lebens auf die Spur kommen und auf der Spur bleiben. Das geht ohne das, was einen discipulus, einen Schüler, ausmacht, nicht ab. Es geht nicht ohne Disziplin. Es geht nicht ohne Übung. Übung macht den Meister. So singen die Mönche um diese Zeit jeden Morgen.

Während bei den Nichtfastern eine »Guten-Abend-Gute-Nacht«-Religion eingerissen ist, die gesegnet und mit vollem Bauch einschlafen will, sich hin- und herwälzt und erst in der Morgenfrühe Ruhe findet, sind die Mönche schon wach, wenn die Sonne aufgeht. Sie stehen nicht nur mit den Hühnern auf. Sie stehen mit allen Wesen des Himmels, mit den Vögeln auf. Sie sehen dem Tag zuversichtlich entgegen, während wir noch schlafen. Um diese Zeit werden die meisten Kinder geboren. Und bei Sonnenaufgang verlassen viele Seelen diese Welt, um anderswo ein neues Leben zu beginnen. Der 13. Dalai Lama steht um drei Uhr mit der Sonne auf. In der Stille hört man das Echo auf das gelebte Leben. Es ist eine leise Stimme, die jetzt nicht mehr übertönt wird.

Was soll aus uns werden, wenn wir nicht um unserer Kinder und aller Zukunft willen aufhören, nur um das fette goldene Kalb zu tanzen, das Geld und Geld und Geld heißt, und zu singen, dass Geld glücklich macht? Was soll aus uns werden, wenn wir um unsere Hüften und Häuser, um unsere Konten und Knochen dicke Polster anhäufen?

Haben wir keine andere Melodie? Haben wir keinen anderen Text für unsere Kinder? Haben wir keinen Rhythmus mehr im Blut, der wirklich glücklich macht?

Wir machen Pisa-Studien. Da kommt raus, dass unsere Kinder, weltweit betrachtet, zu dumm sind, um mithalten zu können, wenn es um den Rest an Arbeit und Wohlstand geht, der verteilt werden muss. Wir wollen sie doch nur fit machen für das kapitalistische Teufelsrad, das sich jetzt weltweit dreht und immer mehr Menschen in die ewige Armut und Sinnlosigkeit schleudert. Fit machen für ein Teufelsrad, das uns selbst nicht glücklich machte. Dass wir uns da mal nicht irren! Wer seine Kinder fit macht für das Rad des Teufels, der schickt sie auch dahin. Und es sind unsere verteufelten Kinder, die uns Alte in ein Heim ihrer Wahl schicken.

Und die Medizin, die Bildung, die wirklich helfen könnte, Herzensbildung, religiöse Bildung, die im Inneren erkennt, dass nicht einer des anderen Wolf ist, sondern einer des anderen Schwester oder Bruder – das alles lehren wir nicht. Das kommt auf dem Stundenplan der Zukunft nicht mehr vor. Wir lehren es deshalb nicht, weil wir es nicht mehr wissen und es nicht mehr erfahren haben. Wir lehren nicht den Mangel.

Eine ganz andere Pisa-Studie ist notwendig. Eine Studie, die nicht unter Kindern forscht, sondern unter den Erwachsenen. Unter uns! Ein Test muss her für jedermann! Ein Herzenstest! Wir sind als Väter und Mütter doch die eigentlichen Lehrerinnen und Lehrer unserer Kinder.

Und was kommt heraus? Da kommt raus, dass wir weltweit aufgehört haben, unseren Kindern zu erzählen, dass wir hier auf diesem Planeten eine Schicksalsgemeinschaft sind. Alle miteinander verbunden, unterzugehen oder zu überleben! Alle unterwegs, um auf dem Grund unserer Gedanken und Gefühle zu entdecken, dass wir nicht Gegner sind und der Rhythmus des Atems und des Lebens ein ewiges Nehmen und Geben ist. Wir nehmen zu viel, und wir geben zu wenig!

Wir Kirchenleute haben versagt, die uralten Lieder unserer Natur zu singen und zu lehren und unsere Kinder dafür zu begeistern. Wir haben versagt! Aber glaubt nicht, dass auch nur irgendeine andere Ideologie und Weltsicht es besser gemacht hätte. Sie liegen alle am Boden: Sozialismus, Humanismus und jede Form von Fundamentalismus in den Religionen!

Es gibt nur die Stille, die immer wieder über den Ruinen des Lebens zu spüren ist, die einlädt, ihr zu vertrauen und tief in ihr zu entdecken, dass wir alle Schwestern und Brüder sind, in großer Sehnsucht verbunden.

Amen!

## Dritte Fastenpredigt

Irgendetwas macht Sie unruhig. Irgendetwas zieht Sie zum Fasten. Aber das Casting für Ihr Fasten müssen Sie selbst vornehmen. Bitte fasten Sie nicht, um ein paar Kilos abzunehmen!

Sie würden die Perle der Gesundheit, das Fasten, vor die Säue der Diätwahnsinnigen werfen. Mittlerweile hat es sich doch herumgesprochen, dass man dann eines Tages aussehen könnte wie Helmut Kohl, der das ja auch jahrelang tat. Er und viele andere, die Jahr für Jahr die Fastenkliniken besuchen, um ein paar Kilos abzuspecken, sind der gewichtigste Beweis für den Jo-Jo-Effekt: Gewicht runter heißt: Gewicht rauf!

Oder glauben Sie wirklich, Jesus von Nazareth zum Beispiel sei immer wieder zum Fasten in die Wüste gegangen, um ein paar Kilos abzuspecken? Fasten zielt nicht auf Ihre Kilos! Fasten zielt auf Ihren Geist und Ihre Seele! Eine hundertjährige Frau hat mir ihr Rezept verraten: »Kartoffeln und Quark, Quark und Kartoffeln! Wir waren arm und wurden reich an Jahren.« Es geht im Grunde um Ihr Seelenheil, weil sich in der Welt des Überflusses kaum einer mehr wirklich ein Bild machen kann, was er wirklich braucht oder nicht. Ich schreibe das weniger für die Menschen unter uns, die wirklich immer häufiger und immer mehr jeden Cent umdrehen müssen, um über die Runden zu kommen. Ich schreibe das für die unter uns, die sich weiterhin vor Reklame und Werbung nicht retten können, die ihnen Glück verheißen, wenn sie nur immer mehr und mehr konsumieren.

Wer da Übung im Fasten hat, lernt mitten in der Giergesellschaft einen neuen Jesusweg kennen: Je weniger du brauchst, desto freier wirst du dich fühlen! Morgendliche Kater kommen schließlich nicht vom Hunger, sondern vom Überfluss im wahrsten Sinne des Wortes. Also, Fasten kann Ihnen einen Lebensstil vorführen, der Sie befreit. Aber das ist nur der Anfang! Fasten, sieben bis zehn Tage ohne Nahrung, nur mit Wasser, Tee und ein bisschen Gemüsebrühe, entgiftet nicht nur Ihren Körper. Es entgiftet Ihren Geist. Sie sind nicht müder! Sie sind wacher! Das ist ja das Wunder! Sie fühlen sich nicht schlapper! Sie fühlen sich frischer!

Und in den kurzen Phasen des Schlafs kommen Ihre Träume ganz nah an Ihr Wachbewusstsein heran. Sie können besser behalten, was Ihnen Ihre inneren Ratgeber und Begleiter an Bildern zur Lebenshilfe liefern. Es gibt sie nämlich wirklich, die Engel, die inneren Stimmen, den Instinkt, die Ahnung und Ahnungen, die alle auf Sie achten.

Da wartet dann das eigentliche Ziel des ganzen Abenteuers: Endlich haben Sie, vielleicht zum ersten Mal oder auch immer wieder einmal, das Gefühl, dass irgendetwas Himmlisches oder Unbekanntes auf Sie achtet. Und es trifft Sie ein tiefes Erkennen: Ich muss nicht der Herr in meinem eigenen Hause sein, damit mir das Leben gelingt. Die Ordnung des Lebens, das Leben selbst oder der Himmel, wie ich das kindlich nenne, ist der Herr meines Lebens. Und ich bin sein Kind. Es ist uns längst tief drinnen gesagt, was gut für uns ist und was nicht. Wir hatten nur nicht die Stille und die Aufmerksamkeit, es überhaupt hören und aufnehmen zu können. Amen!

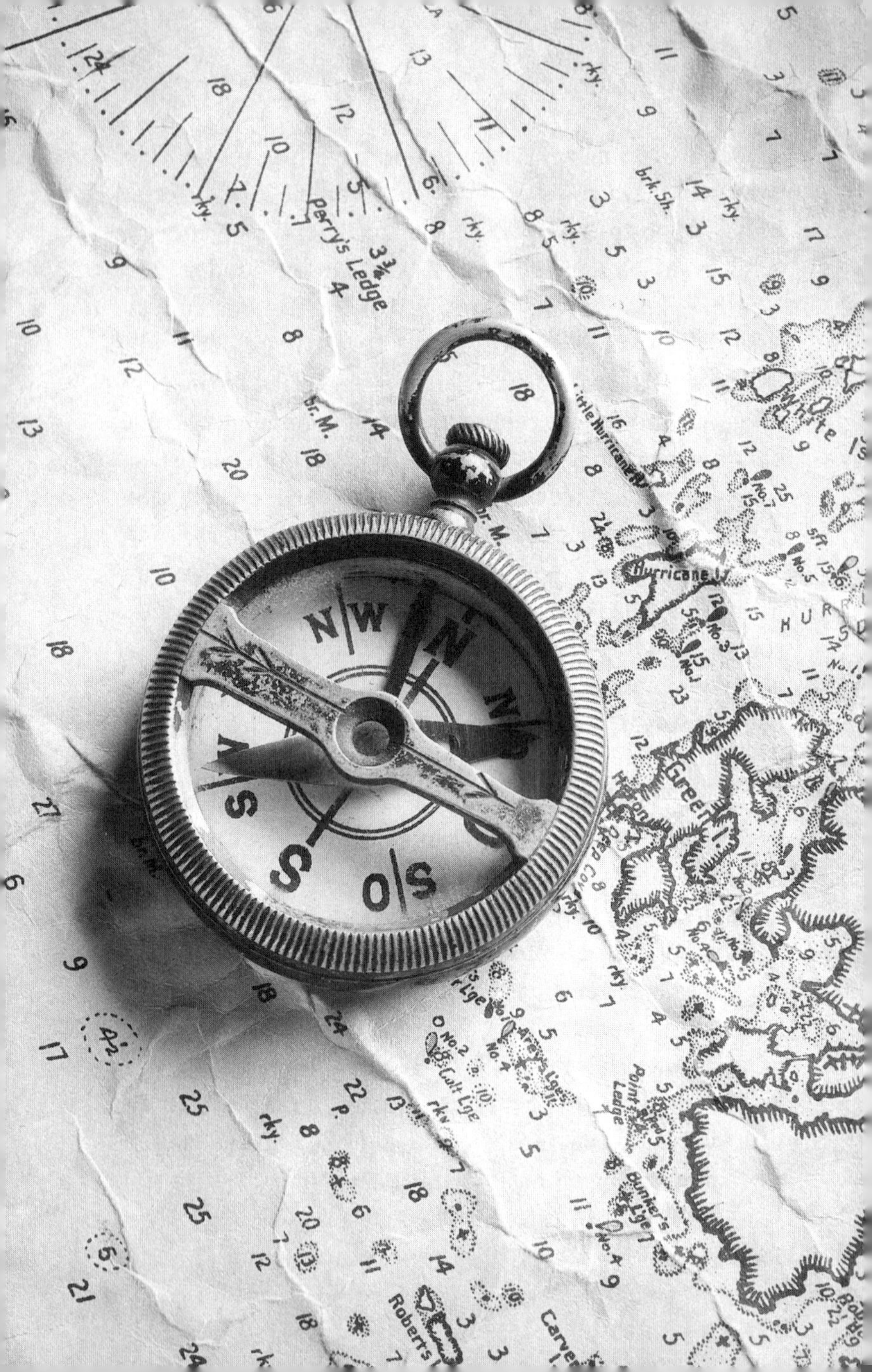
Perry's Ledge
Hurricane I.
Green I.
Point Ledge
Bunker's Lge
Roberts
N/W
N
S
S/O

# Fasten ist Selbsterfahrung

## Machen Sie mit beim größten Test des Jahres

*»Fasten heißt, sich weigern, in Materie zu ersticken; sich von allem Überflüssigen lächelnd verabschieden.«*

Phil Bosmann, belgischer Ordenspriester und Schriftsteller, geboren 1911

Deutlich mehr als drei Millionen Menschen in Österreich und Deutschland fasten jedes Jahr zwischen Aschermittwoch und Ostern. Diese Fastenzeit zieht sich über sieben Wochen hin. Ungezählt viele Menschen aus unterschiedlichen Ländern fasten zu anderen Zeiten des Jahres.

Fasten ist der größte Selbsterfahrungs-Test jeden Jahres. Und der verrückteste. Sie müssen bei diesem Test nämlich nichts tun, sondern etwas sein lassen. Sie bestimmen die Testaufgaben selbst. Und wer bei diesem Test verliert, ist der Gewinner.

Zudem gibt es bei diesem Test viele schöne Preise zu verlieren: Sorgen, Ängste, Anspannung, Stress, Leiden und das schlechte Gewissen über die guten Vorsätze für das neue Jahr, soweit sie in der Faschingszeit vor dem Aschermittwoch noch nicht »erhört« worden sind.

Sieben Wochen Fastenzeit heißt nicht, dass sieben Wochen

lang nichts gegessen wird. Fasten heißt: sich etwas suchen und darauf einmal am Tag, einen ganzen Tag, eine Woche oder auch sieben Wochen verzichten. Beim Essen können das die Süßigkeiten sein. Beim Trinken der Alkohol. Als Autofahrer die Strafzettel fürs Falschparken. Als Raucher die Zigarette vor dem Morgenkaffee.

## Wer loslassen kann, lebt glücklicher

Ganz leicht ist der Fasten-Test nicht, obwohl Sie ja nichts tun, sondern nur etwas sein lassen sollen. Aber es gibt erfahrene Menschen, die Ihnen Mut machen können.

Ich faste aus demselben Grund, aus dem ich dusche. Fasten reinigt uns innerlich. Überall dort, wo der Wasserstrahl nicht hinreicht. Fasten ist wie Ballast abwerfen. Wir schleppen so viel seelisches Gepäck mit uns herum, dass es uns an Leichtigkeit fehlt.

»Je glücklicher einer ist, desto leichter kann er loslassen«, hat die Theologin Dorothee Sölle einmal gesagt, und umgekehrt: Wer loslassen kann, wird glücklicher.

Disziplin gehört dazu, denn »wer sich vornimmt, Gutes zu tun, darf nicht erwarten, dass die Menschen ihm deswegen Steine aus dem Weg räumen«, hat Albert Schweitzer erkannt.

Aber Helfer gibt es. Den wichtigsten nennt Dr. Otto Buchinger (1878–1966), der bekannte Fastenarzt (Buchinger-Kliniken):

»Im Fasten verwendet der Organismus die sonst für die Verdauung tätigen Energien sofort zur Abheilung der jeweils erkrankten Bezirke: unter ›sachverständiger‹ Leitung des ›inneren Arztes‹, den der alte Paracelsus den ›Archaeus‹, den Urarzt, nannte.« Und weiter:

»Das Fasten ist eine Ausscheidungskur, eine Reinigungskur der gesamten Körpergewebe und Säfte. Es baut die überalterten Zellen ab und regt dadurch die Neubildung von jugendlichen Zellen an. Das erklärt, warum jedes Fasten eine so ungeheuer regenerierende Wirkung auf den Körper hat.«

Buchingers ehemaliger Oberarzt, Dr. Hellmut Lützner, ist einen Schritt weiter gegangen: »Fasten betrifft den ganzen Menschen, jede einzelne seiner Körperzellen, seine Seele und seinen Geist.«

Es geht beim Fasten also längst nicht nur um die Körperzellen und die Körpersäfte. »Fasten heißt, sich frei machen von den tausend Fesseln der tausend toten Dinge, die man dir angepriesen und aufgedrängt hat, als seien sie unerlässlich für das Leben.« So der belgische Ordenspriester Phil Bosmann, der im Motto am Anfang dieses Kapitels bereits zu Wort gekommen ist. Die Aufgaben für Ihren Fasten-Test sollten Sie sich, wenn es Ihr erster ist, aus den »tausend toten Dingen« suchen.

## Zum Beispiel: Zeitungs-Fasten

Kaufen Sie einmal sieben Wochen lang Ihre geliebte, lang gewohnte Zeitung nicht mehr. Nur als Test! Und nur dann, wenn Sie spüren, dass Sie vom Lesen Ihrer Zeitung abhängig geworden sind, und wenn Ihr erster Weg morgens immer zum Kiosk führt. Und wenn Sie automatisch immer dieselbe Zeitung kaufen.

Testen Sie sieben Wochen lang, wer eigentlich Herr in Ihrem Haus ist: irgendeine blöde Gewohnheit oder Tabak, Alkohol, Schokolade, BUNTE lesen, Kinogehen oder eben die Zeitung mit den ganz großen Buchstaben lesen.

Vielleicht lesen Sie dieses Buch im Herbst, oder Sie haben es zu Weihnachten geschenkt bekommen oder sich im Sommer als Urlaubslektüre gekauft. Fasten können Sie immer. Aber zwischen Aschermittwoch und Ostern finden Sie am leichtesten Mit-Faster.

## Bin ich abhängig, oder nicht?

Zuerst müssen Sie herausfinden, was Sie das ganze Jahr über vielleicht abhängig gemacht hat. Irgendwas wird es schon sein. Niemand lebt ohne eine heimliche Sucht.

Und am Anfang jeder Fastenzeit geht der große Test los. Bin ich abhängig, oder nicht? Wer regiert: der Alkohol mich oder ich den Alkohol? Der Zucker mich oder ich den Zucker? Aber es geht nicht nur ums Essen und Trinken. Es geht auch um ein paar andere »Eigenheiten«, die sich eingeschliffen haben könnten. Also teste: Wer regiert? Deine schnelle Zunge dich oder du deine schnelle Zunge? Deine Unordnung dich oder du deine Unordnung? Dein Putzfimmel dich oder du deinen Putzfimmel? Musst du die Kinder anschreien, oder kannst du es auch lassen?

Testen Sie sich sieben Wochen lang. Setzen Sie sich ein Limit. Wenn Sie sich kein Limit setzen und sagen: »Ab jetzt nie wieder« oder »Ab jetzt immer«, ist es kein Test mehr, sondern einer jener guten Vorsätze, mit denen bekanntlich der Weg in die Hölle gepflastert ist. Wie bei den Neujahrsvorsätzen.

## Test »Bin ich abhängig, oder nicht?«

In den nächsten sieben Wochen verzichte ich auf:

________________________________________

Tragen Sie zu Beginn des Testes das ein, worauf Sie in den nächsten sieben Wochen verzichten möchten, z.B. Schokolade, Alkohol, Fernsehsendungen usw.

Kontrollieren Sie sich selbst. Vermerken Sie jeden Tag, ob Sie es geschafft haben (j = ja) oder (n = nein) nicht. So sehen Sie dann auf einen Blick, ob Sie noch selbst entscheiden können oder schon abhängig geworden sind.

| | 1. Woche | 2. Woche | 3. Woche |
|---|---|---|---|
| Montag | | | |
| Dienstag | | | |
| Mittwoch | | | |
| Donnerstag | | | |
| Freitag | | | |
| Samstag | | | |
| Sonntag | | | |

| | 4. Woche | 5. Woche | 6. Woche | 7. Woche |
|---|---|---|---|---|
| | | | | |
| | | | | |
| | | | | |
| | | | | |
| | | | | |
| | | | | |
| | | | | |

## Beten hilft beim Fasten-Test

Was die Rallye Paris-Dakar für den Motorsportler ist, ist die jährliche Fastenaktion »Sieben Wochen ohne« zwischen Aschermittwoch und Ostern für den Fastenwilligen. Sie wird von der Evangelischen Kirche organisiert, aber sie ist nicht nur für die Kirchenleute da. Sie ist für alle. Und wer mitmachen will und dafür »Leidensgenossen« braucht, klingelt bei seiner Kirchengemeinde.

Fastenbegleitung gehört traditionell zu den Dienstleistungen der Religionen. Viele geistliche Damen und Herren tun sich heute immer noch schwer damit, dass sie sich nicht nur um die toten, sondern auch um die lebendigen Körper kümmern dürfen. Aber der Gedanke einer umfassenden Körper-, Geist- und Seel-Sorge spricht sich herum.

Und wer glaubt, die Kirche wäre fürs Beten zuständig, hat damit auch schon eine wichtige Wahrheit erkannt. Don Bosco, der 1859 in Turin die Ordensgemeinschaft der Salesianer gegründet hat, hat gesagt: »Das Gebet ist für die Seele das, was die Wärme für den Körper ist.«

**Fasten heißt:**
**Rückbesinnung auf das Wesentliche**

Das Wort »fasten« leitet sich vom Gotischen »fastan« ab: halten, festhalten, beobachten, bewachen. Ebenso vom Althochdeutschen »fasten«: fest, festmachen, bewahren, festhalten. Festhalten, woran?

An dem, was wirklich lebenswichtig ist. Das bedeutet, sich erst einmal zurückzubesinnen auf das Wesentliche. Drei Fragen helfen bei der Rückbesinnung:

1. Was tut mir gut, wenn ich es behalte? Mein Mut zum Beispiel, mich für eine als gut erkannte Sache auch einzusetzen.
2. Was tut mir gut, wenn ich es sofort loslasse? Ein Dauerstreit zum Beispiel, der Konflikte, aber keine Lösungen bringt.
3. Was tut mir gut, wenn ich es irgendwann loslasse, aber nicht erst am St. Nimmerleinstag? Zum Beispiel meine Ungeduld mit Menschen, die nicht so wollen, wie ich es will.

Fasten ist also nicht beschränkt auf die Ernährung. Und schon gar nicht auf den für eine bestimmte Zeit vollständigen Verzicht auf Nahrung, um danach so weiterzuleben wie bisher.

Fasten ist eine spirituelle Übung. Wer fastet, gewinnt Klarheit, was an der Lebensführung geändert werden sollte und was nicht.

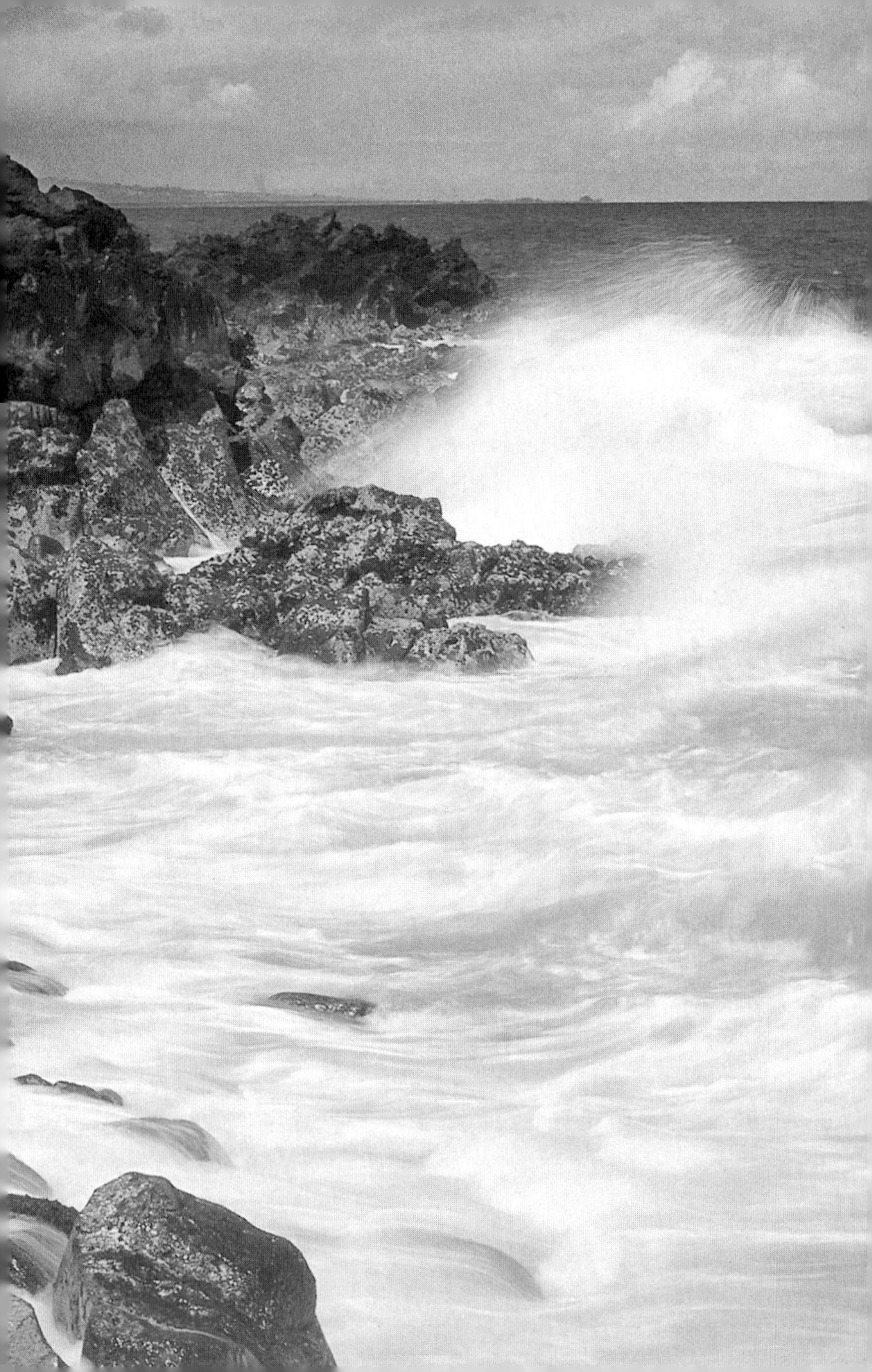

# Fasten heißt: durch Verzicht gewinnen

*»Verzicht nimmt nicht.*
*Verzicht gibt.*
*Er gibt die unerschöpfliche Kraft*
*des Einfachen.«*

MARTIN HEIDEGGER

Wenn Sie fasten, geht es weniger um Ihren Körper als um Ihre Seele. Der Körper profitiert zwar vom Fasten und bekommt seine natürliche Form zurück. Genauso wie er umgekehrt darunter leidet, wenn Sie jedes Maß beim Essen und Trinken, beim Rauchen und Arbeiten verlieren.

Wenn Sie also fasten, geht es wirklich nicht in erster Linie um Ihre ideale Linie. Es geht um Ihre Ideale! Es geht um Ihre Seele, es geht um Ihren Geist! Es geht um Ihre Person! Es geht um Ihr Leben! Fasten ist der uralte Königsweg, Ihr verloren gegangenes Lebensgefühl wiederzufinden.

Verschüttet war das gute Gefühl für sich selbst im Grau des täglichen Lebens. Verschwommen war das Bild, das man sich von seinem Leben gemacht hatte.

Wenn Sie die Kraft des Lebens, die Vitalität, wiederfinden wollen, dann reichen aber ein paar feste Vorsätze, wie drei

Tage weniger zu essen, nicht aus. Das ist kein Fasten. Das ist Täuschungsmanöver eines schlechten Gewissens an der Badezimmerwaage. Das rächt sich bekanntlich als Jo-Jo-Effekt und durch ein paar Kilos mehr, die man anschließend draufhat. Und man fragt sich, woher und wieso sie kommen.

## Fasten braucht Begleitung

Richtiges Fasten folgt einem bewährten Ritual. Und dem sollten Sie sich, wenn Ihr Lebensnerv blank liegt oder zeitweilig überhaupt nicht mehr spürbar ist, anvertrauen. Sie brauchen dazu nicht unbedingt einen Arzt. Aber Begleitung wäre schon gut. Ein Buch übers Fasten ist für den, der keine Erfahrung hat, das Mindeste. Und ein paar vielleicht schon fastenerfahrene Freundinnen oder Freunde, die mitmachen, wären ideal. Man braucht einfach Erklärungen dafür, wie man es anstellen soll, wo der Kopfschmerz herkommt und wie er sofort wieder weggeht. Man braucht anfänglich Unterstützung, um weiterzumachen. Und jemanden, der sich für die aufsteigenden Träume und Erfahrungen interessiert.

Der beste Freund und Helfer aber ist die Jahreszeit. Frühling, Fasten- und Passionszeit. Das ist die Zeit, in der die gesamte Natur Hausputz macht.

Sie sollten es ihr gleichtun. Sie sind schließlich ein Teil von ihr. Ihr kompliziertester vielleicht, und ihr kostbarster.

# Fasten ist zu wichtig, um es den Diätaposteln zu überlassen

Fasten ist nicht nur was für etwas übergewichtige oder vollschlanke Menschen. Auf Gewichtsreduktion beschränkt, würde eines der wichtigsten Fundamente unserer körperlichen und seelischen Gesundheit zu einem bloßen Schlankheitsmittel verkommen, eines, das sich zudem an gerade modischen und fragwürdigen Frauenidealen orientiert. Fasten ist viel zu wichtig, um es nur den Diätaposteln zu überlassen.

Seit Tausenden von Jahren lehrt die große Weisheit der Völker, dass man mit Fasten das Gift, das sich im Laufe der Zeit in Leib und Seele angesammelt hat, an die Luft setzen kann. Beizeiten!

Einmal im Jahr mindestens! Und in Krisen- und Krankheitszeiten des Körpers auch noch einmal zusätzlich.

Bei Krisen und Krankheiten vergeht einem ja oft der Appetit. Das ist ein natürlicher Wegweiser. Und der Weg heißt: fasten. Selbstverständlich nicht bei jeder Krankheit. Wer krank ist, körperlich oder seelisch-depressiv, sollte immer erst den Arzt befragen! Ansonsten aber ist Fasten ein Frühjahrsputz des Lebens!

Dass Fasten hilft, mindestens den Körper zu heilen, hat sich ja mittlerweile wieder einigermaßen herumgesprochen. »Heilfasten« ist endlich wieder ein Begriff geworden. Vor bald tausend Jahren war es schon eine der wichtigsten Therapien der Hildegard von Bingen.

Mit Fasten, richtiger Ernährung auf der Grundlage von Dinkel und mit Heilpflanzen hat sie eine der Grundlagen unserer heutigen Naturmedizin geschaffen.

Und damit Sie Fasten nie mehr mit »Nulldiät« verwechseln, finden Sie im Kasten auf Seite 47 Fastentipps von Hildegard von Bingen und aus dem Kloster Plankstetten.

## Fasten frisst Ihre Einsamkeit

Hildegard von Bingen hat ihr Ernährungs- und Fastenwissen nicht nur aus ihren Träumen und Visionen erfahren. Fasten hat in der christlichen Religion eine 2000 Jahre alte Tradition.

Jesus, der heutzutage so schnell als etwas harmloser, versponnener Esoteriker bezeichnet wird, lehrte schon, dass die großen Krankheiten am besten durch Beten und Fasten zu heilen seien. Er war eben auch, modern ausgedrückt, ein Arzt, ein Heiler, der sich nicht nur für die Seele interessierte, sondern auch für den Körper.

Der Körper zeigte ihm, wo die Seele sozusagen vorher »gesündigt« hatte. Krankheit war für ihn immer erst eine Krankheit der Seele. Der Körper musste das später und oft zu spät ausbaden.

Und Fasten bleibt eben nicht bei der Entgiftung des Körpers stehen. Wenn Sie einmal in Ihrer Familie oder mit Freundinnen und Freunden gemeinsam einen Fastenversuch machen, werden Sie eine merkwürdige innere Erfahrung

**Die Goldenen Lebensregeln der Hildegard von Bingen**

1. Schöpfen wir Lebensenergie – viriditas – aus den vier Elementen Erde, Feuer, Wasser und Luft – durch Naturverbundenheit.
2. Leben wir bewusst – achten wir auf den Nutzen und Heilwert unserer Nahrung und unserer Getränke.
3. Lassen wir in jeder Minute unseres Lebens und in allen Dingen »das rechte Maß« zu unserem Leitfaden werden.
4. Arbeiten – ausruhen und schlafen: Bringen wir Ordnung und Regelmäßigkeit in Aktivität und Passivität unseres Tagesablaufes.
5. Geben wir uns Raum und Zeit für eine regelmäßige Reinigung unseres Körpers, des Geistes und der Seele durch Fasten, aber auch durch Gebet und Meditation.
6. Aktivieren wir unsere körperlichen und seelischen Abwehrkräfte durch ein christliches Leben. Lassen wir Gott wieder die Mitte unseres Lebens sein, und treten wir vertrauensvoll in die heilende Gegenwart seiner Liebe. Erkennen wir unsere Schwächen und nehmen sie an – dann können wir sie mit Weisheit und Geduld in Tugenden wandeln.

machen. Sie fühlen sich nicht nur leichter, sondern auch wacher, aufmerksamer und entscheidungsfreudiger – als wenn nicht nur der Körper gereinigt wird, sondern auch die Seele.

Das ist ganz anders, als man es gemeinhin erwartet hät-

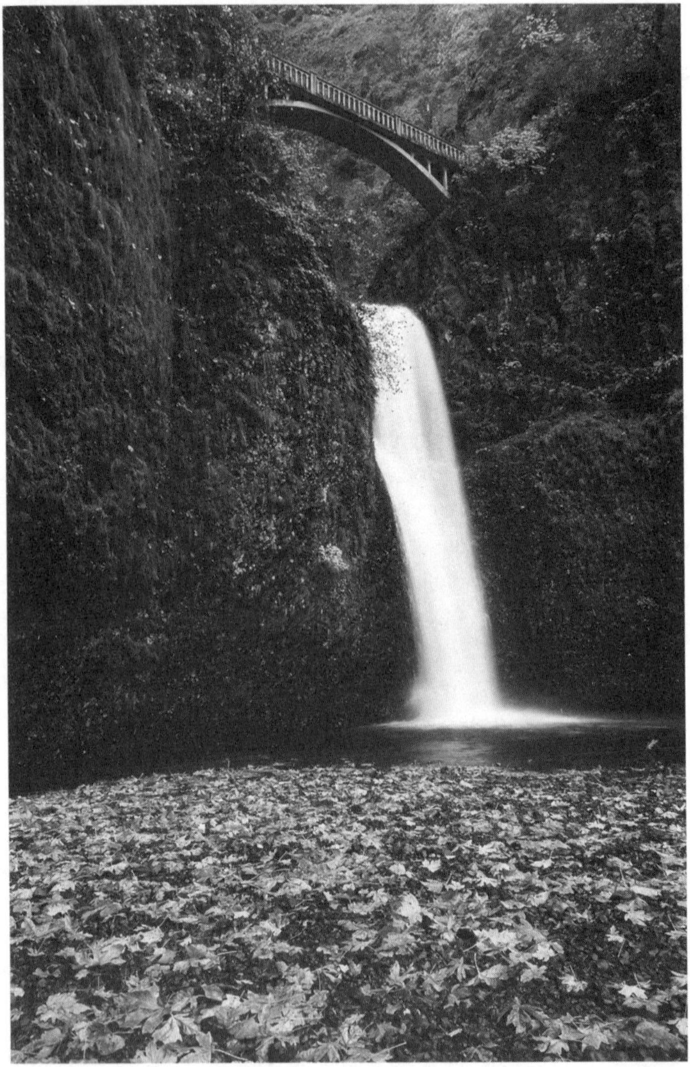

te. Offenbar teilt der Körper seine Erfahrung mit der Seele. Weil eben nicht nur die Seele ihre Erfahrung an den Körper weiterleitet, sondern auch der Körper an die Seele. Wer morgens duscht, fühlt sich ja bekanntlich auch innen wie neu. Komisch, aber wahr! Und das alles, nur weil Sie ein paar Tage auf jede Nahrung verzichten.

Das Beste aber ist, Sie machen diese Erfahrung nicht allein, sondern gemeinsam. Sie verabreden sich in diesen Tagen für eine knappe Stunde mit Freunden bei einem heißen Früchtetee und erzählen.

Das entgiftet gleich dreimal: Es frisst Ihre Einsamkeit, stärkt Ihre Gemeinsamkeit und gibt Leib und Seele ihre Elastizität wieder.

Probieren geht über studieren!

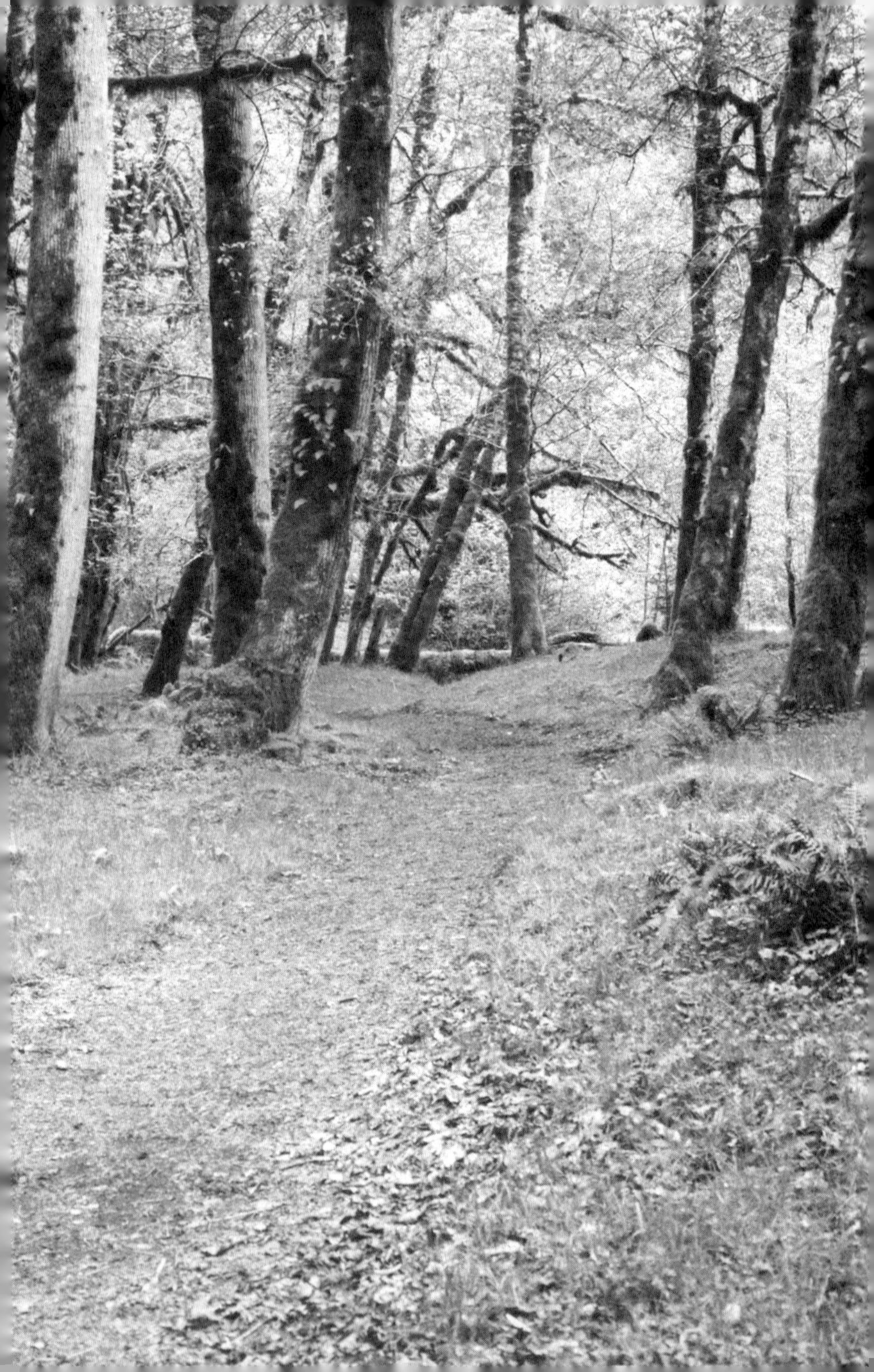

# Stille – das große Abenteuer in unserer hektischen Welt

*In unsrer Hektomatik-Welt*
*Draht si alles nur um Macht und Geld*
*Finanz und Banken steign mir drauf*
*Die Rechnung, die geht sowieso nie auf*
*Und irgendwann fragst di wieso …*

STS: »Irgendwann bleib i dann dort«

*Niemals spiel i mehr in Wien*
*Wien hat mi gor ned verdient*
*I spiel höchstens no in Graz*
*Sinabelkirchen und Stinatz*
*I brauch kan Gürtel, i brauch kan Ring*
*I will z'ruck hintern Semmering*
*I brauch nur des bissl Göid*
*Für die Fahrt nach Fürstenfeld*
*I will wieder ham, fühl mi do so allan*
*I brauch ka große Welt, i will ham nach Fürstenfeld*

STS: »Fürstenfeld«

Das Oberhaupt der tibetischen Buddhisten, der 13. Dalai Lama, lehrt, dass jeder Mensch sich einmal am Tag eine Auszeit nur für sich nehmen sollte.

Es geht um einen Augenblick der Stille.

Es geht um einen Augenblick des Innehaltens, in der die Uhr und alle sonstigen Mächte, die an einem Menschenleben ziehen und zerren, stoßen und schubsen, ihre Macht verlieren.

Es geht darum, einmal am Tag eine stille Zeit zu spüren, in der man keine neuen Eindrücke zu sich nimmt. Einmal am Tag eine Fastenzeit der äußeren Sinne! Das ist das Dalai-Lama-Programm.

## Einmal im Jahr eine Reise ins Unbekannte

Und dann, in einem zweiten Schritt, lehrt seine Heiligkeit, wie er von seinen Schülern genannt wird, dass jeder und jede von uns einmal im Jahr eine Reise dahin antreten soll, wo er oder sie noch nie war. Wie weise! Eine Reise zum unbekannten Kontinent!

Aber wo soll das hingehen? Amerika, Afrika, Australien? Wer hat schon Geld für Neuseeland oder um auch nur nach La Gomera, auf die Kanaren zu reisen? Reicht auch Graz, Sinabelkirchen und Stinatz? Der Bayrische Wald? Die Kurische Nehrung in Polen?

Sie reichen auch. Es geht um eine neue Erfahrung, die die alte Erfahrung begrenzt. Es geht um eine Grenzerfahrung. Nur an der Grenze schaut man in zwei Länder und Bereiche.

Es gibt aber ein unerforschtes Gebiet, das jeder erreichen kann, ohne dass er gleich nach Geld und Gut fragen muss. Es ist das größte Abenteuer, auf das man sich im Laufe des Jahres einlässt. Es ist wohl der größte Seelentest mit den größten Gewinnen, die dadurch eingefahren werden, dass man scheinbar lauter Verluste erleidet. Aus Leiden soll Freude kommen. Abgeben macht seliger als Nehmen (und auch wichtiger als Abnehmen).

Es geht überdies um ein Gebiet, das noch nie ein Menschenauge gesehen hat. Es gibt zwar kaum noch weiße Stellen auf den Landkarten der Erde, die darauf warten, von Menschen erobert oder entdeckt zu werden.

Aber die weißen, unerforschten Stellen im Leben eines jeden einzelnen Menschen, seine Tiefen, seine Höhen, seine Meere der Traurigkeit und seine festen Ufer, wo er anlegt, die bleiben immer gleich weit und gleich nah entfernt. Und sie sind durchwegs unerforscht.

## Die seelischen Wüsten

Bei uns, in den Kulturen Mitteleuropas, da nehmen diese gottverlassenen Gegenden seelischer Wüsten sogar wieder zu.

Wir in Deutschland sind nicht nur ökonomisch und auf dem Gebiet der Informationstechnologie auf dem besten

Weg, wieder ein Dritte-Welt-Land zu werden. Wir sind es längst, was unsere geistliche Substanz anbelangt. Die Wüste Sahara wandert nach Norden. Die geistige Wüste hat längst Europas Grenzen überschritten.

Millionen Menschen spüren das und antworten mit Angst. Sie haben der Wüste nichts entgegenzusetzen. Sie haben keine Vitalität und keine Fruchtbarkeit mehr, die sich mit den Menschen der Wüste messen lassen könnte. Sie haben keine inneren Wurzeln mehr, die es ihnen erlauben würden, Jahre um Jahre ohne lebendiges Wasser überleben zu können.

Sie haben den unmittelbaren familiären Kontakt zu einer lebendigen Religiosität verloren. Angst greift um sich, im Kampf der Kulturen und Religionen zu verlieren.

Die Mitteleuropäer begreifen langsam, dass sie das Jesuskind mit dem römischen Bad ausgeschüttet haben.

Das Zeitalter der Aufklärung entlässt seine Kinder ohne einen Sinn für die tieferen, geheimnisvollen Ordnungen des Lebens.

Die Europäer sind vom Tisch einer alten, sinnstiftenden Kultur aufgestanden und suchen nun tapfer nach eigenen Wegen, den Sinn des Daseins zu erforschen. Einen Weg zurück gibt es nicht. Einen Weg nach vorne schon.

Es gibt viele Wege. Aber welcher ist der erfolgreichste, den Weg in die Geborgenheit der Mitte und der Zugehörigkeit und der Nachhaltigkeit anzutreten?

## Selbsterfahrung als Wegweiser

Da gibt es keinen erfolgreicheren Weg als den der Selbsterfahrung – jedenfalls in unserer Zeit, in der sich Individualismus und der von Rom gegeißelte Relativismus so weit ausgebreitet haben, dass niemand mehr automatisch in die Fußspuren der Väter und Mütter tritt, wie es jahrtausendelang Tradition war. Uns bleiben die eigene Erfahrung und die Selbsterfahrung als der einzige vielversprechende Zugang zur verschütteten Religion.

Es gibt keinen einfachen Weg zurück, der den Versuch, geistig auf eigenen Beinen zu stehen, nicht verraten würde. Wir können nicht in die alte Zeit der traditionsgeleiteten Gesellschaft zurück. Es geht nur nach vorne. Also, Augen auf für das, was wir an den Traditionen als richtig erfahren!

Von den vielen Wegen der Selbsterfahrung ist der der bedeutendste, der die meisten Erfolge aufweist, weil er die Menschen in ihre verlorene Mitte zurückführen konnte. Und es ist der Weg der sicherste, der die größte Tradition aufzuweisen hat. In der Tradition sind alle Fallstricke und Holzwege längst gegangen. Verführung kann seltener stattfinden. Ausgeschlossen ist sie nie.

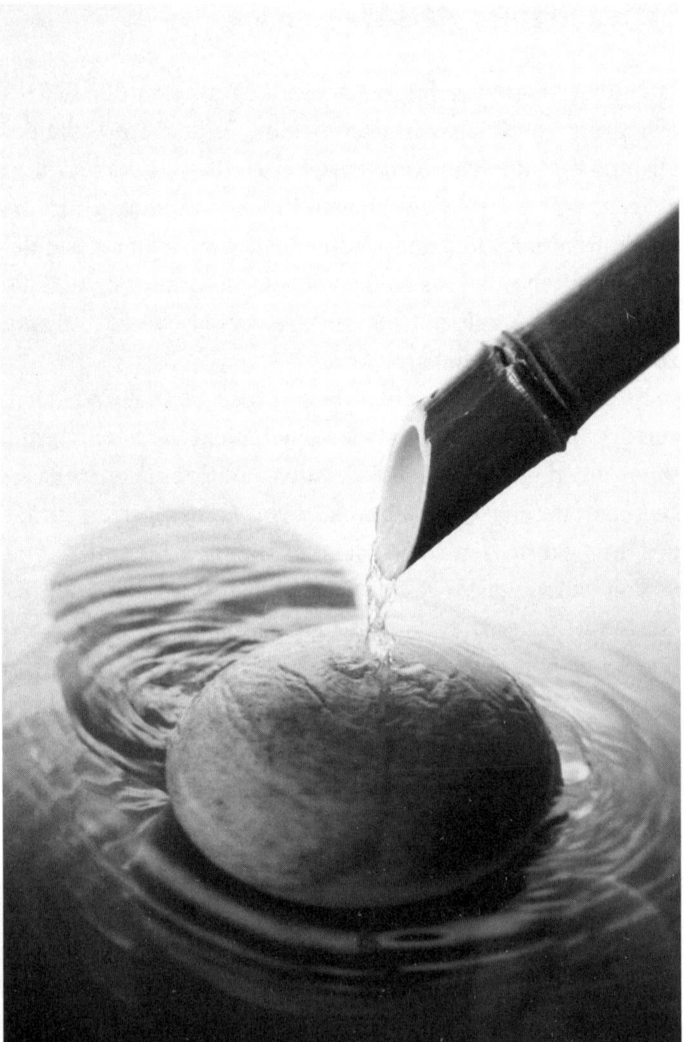

# Fasten – gelebte Religion

Gut, Feuerlaufen und Einkehrtage, Meditation und Tantra haben ihre Berechtigung als Selbsterfahrungstests. Aber keine Art von Selbsterfahrung kann sich messen mit dem Abenteuer einer eigenen Fastenerfahrung. Sie kommt ohne Autorität daher. Aber nicht ohne Tradition und Traditionen. Man findet sie in allen Hoch-Religionen dieser Welt. Und man findet ihre Spuren genauso bei den Indianern auf dem amerikanischen Kontinent. Fasten ist interkulturell. Fasten braucht keine Autorität und kein Dogma. Fastenerfahrungen sprechen für sich selbst. Sie machen frei. Frei von vielen inneren und äußeren Lasten. Aber sie machen nicht unabhängig.

Sie machen sogar wieder neu abhängig. Das klingt erst einmal gefährlich. Aber im Laufe der Fastenzeit wird sich zeigen, was das für eine neue Anhängigkeit ist. Sie löst alte Abhängigkeiten, Süchte und Gewohnheiten ab und macht für einen winzigen Augenblick frei. So frei, wie man eben nur frei sein will von alten Lasten, um sich dann aber eine neue Liebe zu suchen und ihr zu dienen. Fasten ist der Königsweg des Menschen in eine lebendige und gelebte Religion hinein. Und ihr gilt dann die ganze Hingabe und Liebe des Menschen.

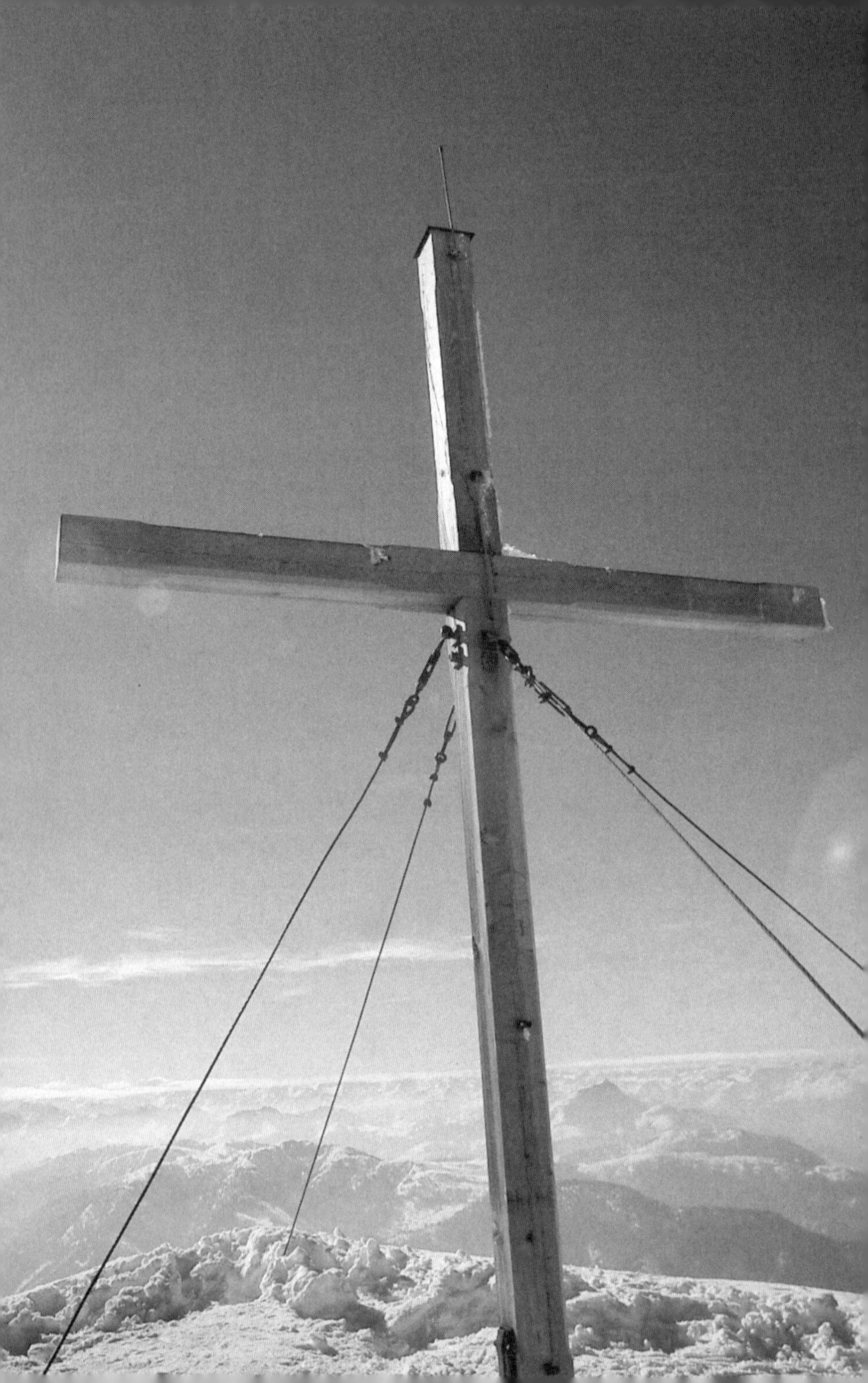

# Beten und Fasten

## Am Anfang war das Wort

*Alles was ich hab'*
*Alles was ich weiß, weiß ich von einem andern*
*und alles was ich lass, lass ich für einen andern*
*alles was ich hab, ist ein Name nur*
*und den hab ich von einem andern.*
*Alles was ich sag, sag ich einem andern*
*und alles was ich geb, geb ich einem andern*
*alles was ich hab, ist ein Name nur*
*und den hab ich von einem andern.*

Herman van Veen

Von wem habe ich, was ich weiß? Bei wem bin ich in die Fastenlehre gegangen? Wer zeigte mir die Mitte? Einer der ganz Großen der Menschheit hat es vor vielen, vielen Jahren schon auf den Punkt gebracht.

Nach langen Wanderjahren, die ihn durch die Wüsten seiner Heimat führten, war er in seinem Land als Wunderarzt und spiritueller Lehrer bekannt geworden. Ein Heiland, wie die Leute sagten. Und wo er auftrat, liefen die Menschen zu Hunderten hin, um mindestens dabei gewesen zu sein, wenn er eines seiner spektakulären Wunder tat. Sogar Tausende sollen damals dabei gewesen sein, wenn er seine einfache Medizin lehrte und lebte.

Seine Schüler lehrte der Meister, dass das ganze Geheimnis seiner scheinbaren All-Macht und seiner Kraft in nur zwei Worten läge. Oder besser: in zwei Bewegungen von Leib und Seele. Mehr nicht! Statt »Fünf Tibeter« also, wie sie in modernen Zeiten gelehrt werden, hatte er nur die »Zwei Nazarener«. Zwei einfache tägliche Bewegungen, zwei einfache, tägliche Worte. Sie bündelten das ganze Geheimnis, seine ganze Kunst.

Zwei Worte nur! Merkwürdig war und ist, dass es da, wo er davon sprach, bei den Zuhörern daran nie Zweifel gab. Alles war allen klar, die dabei waren und die von diesen Worten hörten.

Das Leben, das bis dahin für viele ein Buch mit sieben Siegeln zu sein schien und für viele bis heute auch noch ist, war seit diesen zwei Worten einfach wie ein Kinderspiel. Wenigstens schien es so. Aber zwischen verstehen und tun, das lehrte der junge Meister auch, liegen unzählige Leben und noch mehr vergebliche Versuche begraben.

## Wach sein!

Seine zwei Worte über die zwei alles heilenden und belebenden Bewegungen lagen quasi auf der Straße. Sie lagen vor den Füßen jedes Menschen, gleich welcher Herkunft, gleich welcher Kultur, gleich welcher Bildung.

Aber weil sie da so einfach lagen, für jeden annehmbar, schienen sie für manchen ernsthaften und tiefen Menschen zu leicht zu sein. Sie waren zu leicht aufzuheben, sie waren zu leicht anzunehmen. Sie schienen zu leicht zu leben.

Und so gingen und gehen viele darüber hinweg, als hätte es die beiden Worte zum Glück und zur Seligkeit, zur Gesundheit und zum Heil nie gegeben. Der Lehrer ist ihnen zwar bekannt und seine Schüler auch. Aber was er lehrte, ist vergessen. Seine zwei Worte, seine zwei Bewegungen, vergessen oder verlacht!

Und als er eines Tages gefragt wurde, wozu denn diese beiden Bewegungen von Leib und Seele dienen würden, da hat er den Sinn auf ein einziges Wort reduziert: »Wachsein!« Es geht um die volle Aufmerksamkeit des Menschen! Auf den Punkt wach sein!

Was nützt dir alle Kraft der Welt, wenn du nicht wach bist?

Du brauchst deine Mitte nötiger als alles andere. Nur der, der wirklich alles ausbalancieren kann, hat seine Mitte gefunden. Wer balanciert, ist wach. Er ist nun in seiner Mitte.

Es geht nicht ums Einlullen, um Mitläuferei, ums Aufgehen in der großen Masse! Offenbar diagnostizierte der junge Arzt aus der Antike bei den meisten seiner Zeitgenossen eine gewisse Schläfrigkeit, Ermüdung und Spannungslosigkeit, einen schweren Leib und dunkle Gedanken, Depressionen und Dämonen. Aber all das konnte durch die zwei Worte seiner Medizin durchaus geheilt werden.

## Ein Meister der Reduktion

Ungleich entschlossener als Alexander der Große, der den Gordischen Knoten einfach mit dem Schwert zerschnitt, und weitaus genialer auch als Christoph Kolumbus mit seinem stehenden Ei, hat der Lehrer, der aus der Wüste kam, mit seinen zwei Worten die gesamte Komplexität von menschlicher Gesundheit und Krankheit, von Glück und Unglück, von Abhängigkeit und Unabhängigkeit, von Sehnsucht und Sucht auf einen einzigen winzigen Punkt reduziert.

Ja, er war eben ein Meister der Reduktion. »Die Vögel unter dem Himmel haben Nester. Die Füchse haben Gruben. Aber der Sohn des Menschen hat nicht einmal das.«

Lesen Sie das nicht als Klage über materiell-missliche Lebensumstände. Sondern als Bild für die Reduktion auf das Wesentliche. Und wenn das Unwesentliche von uns weicht, sind wir dort, wo sich so viele Menschen hinwünschen: in unserer Mitte. Und als Wegweiser dorthin nehmen sie Feuerlaufen und Einkehrtage, Meditation, Tantra und Mantra, japanische Kampfeslehren und anderes in Kauf. Aber wie hat der Dalai Lama uns Europäern gesagt? »Sucht die Weisheit in eurer eigenen Religion.« Unser Religionsstifter war ein Meister der Mitte. Ein Meister, der als Erster das moderne »reduce to the maximum!« in Rat und Tat zu leben vermochte. Das ist Lebenskunst: Reduziere so lange, bis du das Maximale erreichst. Was bringt eine Religion dem einzelnen Menschen und der Erde? Sie bringt Überleben durch »reduce to the maximum!«. In der Mitte liegt die Kraft.

**Fasten – die christliche Tradition**

Von den vielen Weisheiten, von denen wir heute geradezu umzingelt sind – welche sind mehr als nur gute Worte? Welche haben so etwas wie Ewigkeitswert? Welche entsprechen der Menschenwürde?

Ernstzunehmen sind Weisheiten, die es zumindest schon eine halbe Ewigkeit gibt, an denen also seit Tausenden und noch mehr Generationen festgehalten worden ist. Und noch mehr Glauben darf man ihnen schenken, wenn sie in unterschiedlichen Kulturen überliefert worden sind.

Wenn ich faste, berufe ich mich nicht auf irgendwelche Erkenntnisse der Ernährungswissenschaften, sondern auf Athanasius, der von 295 bis 373 gelebt hat und von 328 bis 373 Bischof der ägyptischen Metropole Alexandria war. Er hat vom Fasten geradezu geschwärmt:

»Siehe da, was das Fasten wirkt. Es heilt die Krankheiten, trocknet die überschüssigen Säfte im Körper aus, vertreibt die bösen Geister, verscheucht verkehrte Gedanken, gibt dem Geist größere Klarheit, macht das Herz rein, heiligt den Leib und führt schließlich den Menschen vor den Thron Gottes ... Eine große Kraft ist das Fasten ...« Und an anderer Stelle hat er gesagt: »Das Fasten ist das Leben der Engel, das jene, die sich ihm hingeben, ins Reich der Engel versetzt.«

Ich könnte mich auch auf die Kaffern berufen. Eine Weisheit der Zulu-Kaffern über das Fasten hat Hans Gerhard Behringer, Theologe und Diplompsychologe in Nürnberg, ausgegraben:

»Wenn du nicht fastest, siehst du das Geheimnis nicht.« Oder auf Behringer selbst. Fasten bezeichnet er als »Öffnung nach oben«.
Meine Fastenerfahrungen erkenne ich wieder in den Worten des großen Theologen Romano Guardini (1885–1968), meine Sorge um eine Kirche, die die Herzen der Menschen nicht mehr erreicht, ebenfalls. Guardini hat schon kurz nach dem Ersten Weltkrieg die Hoffnung vom »Erwachen der Kirche in den Seelen« statt liturgischer Routine ausgedrückt. Über das Fasten sagte er:
»Zuerst wird nur der Mangel gefühlt; dann verschwindet das Verlangen nach Nahrung ... Zugleich geht beim Fasten etwas Innerliches vor sich. Der Körper wird gleichsam aufgelockert. Der Geist wird freier. Alles löst sich, wird leichter, Last und Hemmung der Schwere werden weniger empfunden. Die Grenzen der Wirklichkeit kommen in Bewegung; der Raum des Möglichen wird weiter ... Der Geist wird feinfühliger. Das Gewissen wird hellsichtiger, feiner und mächtiger. Das Gefühl für geistige Entscheidungen wächst ...«
Wenn ich faste, folge ich auch dem Rat des Johannes Chrysostomus, Patriarch – etwa gleichbedeutend mit Erzbischof – von Konstantinopel, der von 354 bis 407 gelebt hat:
»Das Fasten ist die Speise der Seele. Wie die körperliche Speise stärkt, so macht das Fasten die Seele kräftiger und verschafft ihr beweglichere Flügel, hebt sie empor und lässt sie über himmlische Dinge nachdenken, indem es sie über Lüste und die Freuden des gegenwärtigen Lebens erhaben macht.«

Ebenfalls bald 2000 Jahre besteht die Erkenntnis Basilius' des Großen (330–379) über das Fasten. Der Metropolit – ebenfalls ein kirchlicher Dienstgrad im Range eines Erzbischofs – von Cäsarea in der heutigen Zentraltürkei hat an die friedensstiftende Wirkung des Fastens geglaubt:
»Fasten stiftet Frieden. Wenn alle Völker den Rat des Fastens annähmen, um ihre Fragen zu regeln, würde nichts mehr verhindern, dass tiefster Friede in der Welt herrsche; die Völker würden nicht mehr gegeneinander aufstehen, und auch die Heere würden einander nicht in Stücke hauen. Unser ganzes Leben wäre nicht in so hohem Grade von Stöhnen und Seufzen erfüllt. Das Fasten würde alle lehren, die Liebe zu überflüssigen Dingen und die Neigung zu Feindseligkeiten aufzugeben.«
Und Niklaus Brantschen, Jahrgang 1937, Jesuit, Pater und Zen-Meister, Begründer und langjähriger Leiter des Lassalle-Hauses und des Lassalle-Instituts für Zen-Ethik-Leadership im Schweizerischen Bad Schönbrunn, sagte:
»Fasten führt zu einer tiefen Verbundenheit mit sich selbst, mit den anderen Menschen und mit der Natur, deren Luft wir atmen, deren Wasser wir trinken, die uns ernährt, von der wir also leben.«
Und ich wünschte, alle Seelsorger wären Leib-und-Seel-Sorger und würden sich an die Worte einsichtiger Kirchenführer halten, damit sie die Herzen der Gemeinde erreichen, die Herzen der Frauen, die die neue Generation unter ihrem Herzen tragen, und die Herzen der Männer.

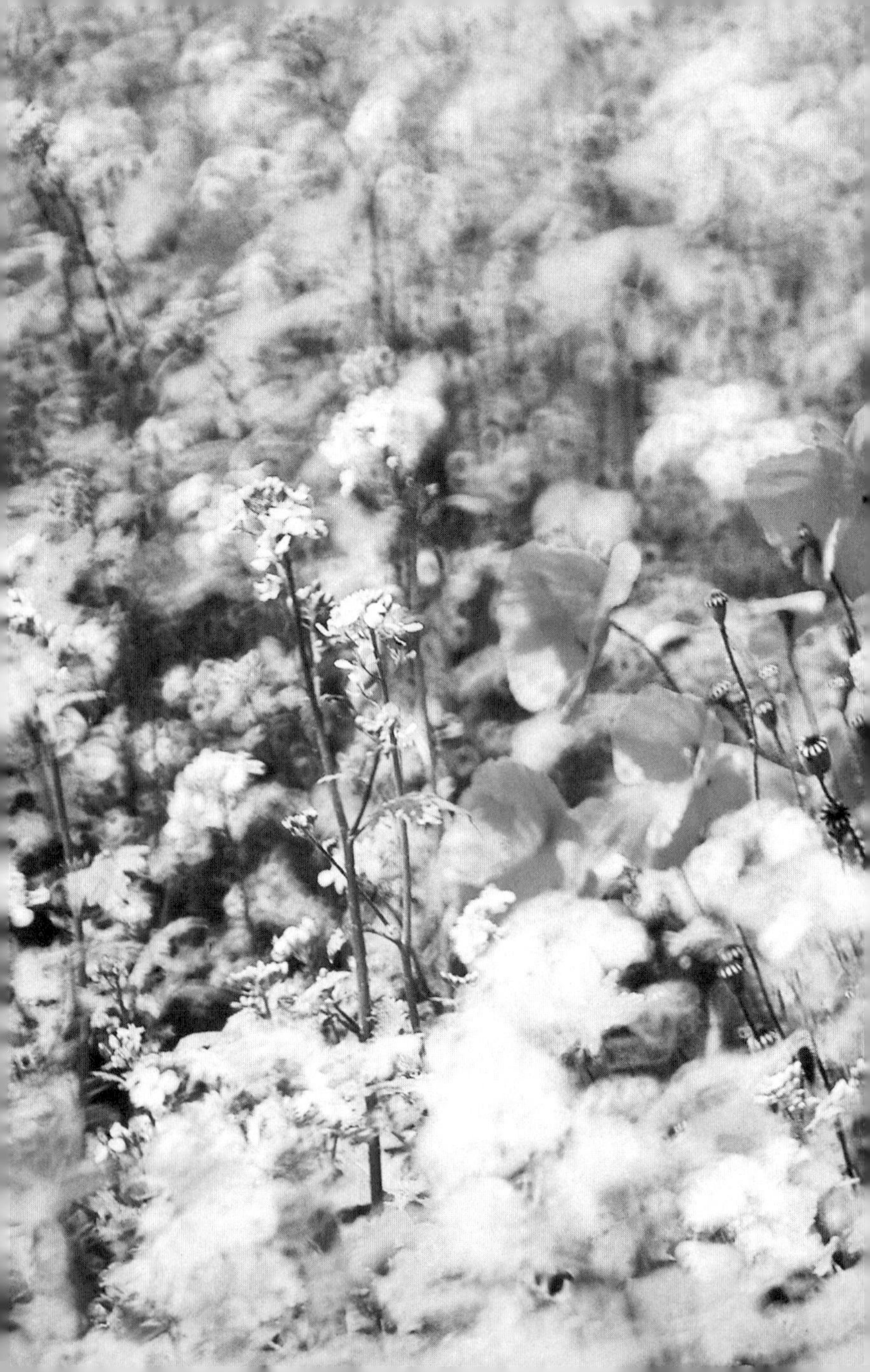

# Sehnsucht nach der Mitte: erfüllt

*»Das Fasten ist das Leben der Engel,*
*das jene, die sich ihm hingeben,*
*ins Reich der Engel versetzt.«*

Athanasius von Alexandria

Seine Landsleute und Zeitgenossen kannten ihn als Barfußarzt und Lehrer, als einen schon mit jungen Jahren merkwürdig weisen Mann, der ein Heiler zu sein schien. Er aber war wohl eher ein »Mozart« der Spiritualität. Ein Junge, der schon in seinen späten Kinderjahren, mit zwölf Jahren, eine umfassende Weisheit an den Tag legte, die sich niemand erklären konnte.

Von wem er das hatte? Von Vater oder Mutter? Er selber hat später immer gesagt, dass er sein ganzes Wissen dem Vater aller Väter verdanke. Er und der Vater schienen ihm oft eins und einzig zu sein. Und in seinen vielen, vielen wachen Momenten empfand er sich als Medium, das den Willen des Vaters mit den Menschen teilt. Er sei eine Art Weg, lehrte er. »Der Weg, die Wahrheit und das Leben.« Man müsse ihm nur folgen und es gleichtun. Er ging auf Feste und in die Wüsten. Nur wenige folgten ihm.

Aber die Menschen kamen zu ihm, um sich von ihm seinen göttlichen Rat und Weisung und Heil zu holen. »Verkaufe alles, was du hast! Lass endlich los!« Das waren immer wieder seine Ratschläge, die für einige eher Schläge als Rat waren.

## Der Königsweg zum Heil

Einmal wurde er gefragt: Meister, was soll ich tun, um allen Versuchungen, Mächten und Begierden, Teufeln und Dämonen, Fallstricken und Holzwegen zu entkommen?

Was muss ich machen, um dem Feind alles Guten zu entkommen? Was muss ich tun, wenn ich aus der Bahn geworfen worden bin? Was muss ich tun, wenn ich krank und gekränkt bin und die Flügel hängen lasse?

Was muss ich tun, wenn ich depressiv werde? Was muss ich tun, wenn ich hochmütig werde? Was muss ich tun, wenn ich einsam werde? Was muss ich tun, wenn ich bitter werde? Was muss ich tun, Herr, Gott? Wenn ich alle Maßstäbe des Lebens verloren habe und niemand mehr zu mir hält, was muss ich dann tun?

Wie Menschen, die in einem Meer ertrinken, so kamen sie ihm vor. Menschen, die sahen, dass ihr Meister auf demselben Meer nicht versank. Er schien leichter zu sein oder wenigstens erleichtert? Sie verlangten nach seinem Rezept. Da antwortete er: »Es gibt viele Wege zum Heil. Aber einer ist der Königsweg: beten und fasten! Fasten und beten!«

Da waren sie heraus, die Worte, die das ganze Leben verändern können: beten und fasten. Mehr nicht! Aber auch nicht weniger! Und wenn sich Religionen und Kirchen dieser Welt um diese beiden Bewegungen von Leib und Seele drücken, dann sind sie es nicht wert, sich auf den Mann vom Ufer des Sees Genezareth berufen zu können.

Es war doch so einfach. Beten schien doch so einfach. Und Fasten schien doch auch das Einfachste von der Welt zu sein. Aber wenn es denn so einfach war und ist:

Warum tun es so wenige?

Warum vertrauen so wenige auf das universale Heilsrezept des Wüstenheilers?

Warum steht es nicht über den Krankenhäusern?

Warum wird es nicht in den ersten Semestern der medizinischen Ausbildung gelehrt?

Warum sind die Kirchen unserer Tage nicht zu Zentren dieser universalen Heilsbewegung geworden?

Ist es doch schwerer, als man denkt? Steckt im Genialen auch eine Schwere?

## Beten heißt nicht bitten, sondern lauschen

Beten ist einfach. Beten muss einfach sein. Es muss allen Menschen möglich sein, den Klugen und den Dummen, den Alten und den Jungen. Beten ist einfach. Aber Beten ist nicht nur ein Wort. Es ist eine Bewegung.

Es gibt sicher so viele Arten zu beten, wie es Menschen

auf Erden gibt. Aber so viele Arten es auch gibt, der junge Meister aus den judäischen Wüsten betete anders. Er betete nicht wie die Priester und Schriftgelehrten. Und er lehrte das Beten auch anders.

Er hatte wohl überall die Grundbewegung aller Beter beobachtet, ja sogar studiert. Er beobachtete sie in den Synagogen und auf den Festen. Er sammelte Gebetseindrücke. Und das waren durchaus unterschiedliche.

Da waren die Juden mit ihren fundamentalistischen Unterschieden. Da waren Griechen mit ihrem Götterpantheon. Da waren Ägypter und Afrikaner, da waren Scheichs und gelehrte Astrologen aus den Wüsten des Zweistromlandes und die römischen Besatzer mit ihrem den Griechen abgeguckten Götterhimmel. Beter waren sie alle.

Der Wüstenprediger ohne Haus und Hof war ein scharfer Beobachter, ein wacher Geist. Er fragte sich wohl, was die Beter denn einte? Schließlich kam es nicht so sehr darauf an, was sie alles an Worten und Bekenntnissen mit sich schleppten.

»Herr, Herr« sagen und viele Worte machen, das taten sie alle. Es kam aber darauf an, wie sie das taten.

Im Tun, in der Bewegung des Körpers, zeigt sich die Wahrheit. Und da gab es eine Entdeckung zu machen. Die Beter aller Zeiten und Schulen suchen zum Beten offenbar die Stille auf.

## Wer lauschen will, sucht die Stille

Sie gehen in ihr Kämmerlein, um zu beten. In irgendeine stille Ecke gehen sie. Sie gehen in den Tempel, sie gehen in die Synagogen, sie gehen in die heiligen Haine, an die Ufer der Seen, überall, wo die Stille ist. Sie gehen sogar in die doch tödliche Wüste. Immer suchen die Beter die Stille auf. Sie hatten alle dieselbe Richtung, dieselbe Bewegung. Es ist die Bewegung, die von einer Fülle des Lebens in eine Leere führt.

Das konnten ganz unterschiedliche Füllen sein, Menschen, Sachen, Geräusche, Betriebsamkeit, Farben, alles. Aber beim Beten ging es weg von den Menschen, weg von den Eindrücken, weg vom Lärm des Lebens. Und es ging immer hin in die Stille, es ging in eine Leere.

Das war allen Betern ähnlich oder sogar gleich. Als wenn die Leere für sie eine Lehre wäre. Als wenn die Leere die Heimat wäre.

Nicht wie eine Wüste schien sie zu wirken, sondern eher wie eine Oase. Die Leere stellte das Leben auf den Kopf.

Wenn die Fülle ihre Mutter wäre, die sie mit Milch und Lebenskraft großzog, dann wäre die Leere ihr Vater, der sie über ihre materiellen Bedürfnisse hinaus heranwachsen sehen wollte.

## Fasten der Augen

Manche Beter schlossen beim Beten sogar die Augen. Als wenn für die Beter schon genug zu sehen gewesen wäre! Sie waren alle äußeren Eindrücke offenbar satt. Als wenn das Auge fasten wollte. Als wenn es in der Dunkelheit und in der Nacht etwas zu holen oder zu erleben gäbe. Als wenn das Nichts eine Quelle des Lebens wäre!

## Sich klein machen und gestärkt werden

Andere Beter, das erlebte der junge Lehrer schon in seiner Kindheit, setzten sich nieder wie sein eigener jüdischer Vater oder seine Mutter und all die anderen im Dorf Nazareth. Sie knieten oder legten sich sogar der Länge nach auf die Erde. Aber allen war gemein, dass sie sich klein machten. Als wenn es in kritischen Momenten des Lebens besser wäre, klein zu sein, um auf eine geheimnisvolle Art und Weise gestärkt zu überleben. Wer sich klein macht und weniger ist und weniger vorgibt, der kommt weiter.

Der junge Mann aus Nazareth würde das nie vergessen. Bis in die letzte Stunde seines Lebens nicht. Ausgestreckt auf dem Boden zu liegen und zu beten. Beten empfand er als Hingabe von Körper, Geist und Seele!

## Die innige Mitte

Die wortlosen, äußerlichen Botschaften der Körper waren ihm alle gleich und schienen in der Bilanz doch eindeutig zu sein. Es war für alle Glieder des Körpers genug Größe, Bewegung und Macht gewesen. Und es waren offenbar genug Eindrücke durch Bewegung und jedwede Aktivität gesammelt worden. Jetzt war Ruhe angesagt. »Reduce to the maximum!« galt ihm auch hier. Er lehrte nicht in solchen Begriffen. Er vertraute der Macht der Bilder. Er sprach von der Kraft des Geringen. Und das Kleinste und Geringste schien ihm ein Senfkorn zu sein.

Die Beter suchten nicht nur die Stille in der äußeren Welt. Sie suchten sie auch innen in ihren Herzen und Tiefen. Ihr Innerstes musste dem Außen entsprechen. Das eine sollte dem anderen wohl dienen oder sollte es anstoßen. Das Innige, die innige Mitte der Beter weiß am besten um alle Ausuferungen des Lebens. Also versuchen sie, ihren Geist von allen bunten oder grauen Gedanken zu befreien.

## Wer festhält, kann nicht empfangen

Und wieder andere Beter falteten ihre Hände. Wie wenn die Hände von aller Arbeit nach Hause kommen würden, legten sich die Finger aneinander und hatten ihre Arbeit offenbar getan. Sie hatten genug getastet, geprüft, gefüttert, gehalten, geschützt, gegeben.

Die Zeit der Hände und des Haltens war vorbei. Genug! Jetzt lagen sie ergeben da. Und sie ergaben sich offenbar einem äußerlichen Eindruck, den sie nicht selber hervorriefen. Sie wollten etwas empfangen, was man nicht selber gemacht hatte oder auch nicht festhalten musste oder konnte. Alles war für die große Stille vorbereitet.

## Beten ohne Worte

Doch da begannen einige der Beter, den Mund zu öffnen. Und die ganze Reise in die Stille und Andacht war wie abgebrochen. Das Abenteuer, der Mitte zu begegnen, war zerstört. Wie ein Sonnenuntergang, der dadurch seiner Wirkung beraubt wurde, dass er mit Worten kommentiert wurde.

Die ganze Übung der Stille war wie abgewürgt. Es schien ein verunglückter Versuch zu sein, der Stille wirklich zu begegnen. Flüchtig war die Stille und weg war die Leere, die doch die Fülle sein sollte.

Da lehrte der junge Rabbi, dass seine Schüler beim Beten nicht reden sollten. Beten ist Lieben! »Betet wie die Wüste, die euch in der Stille das Beten lehrt. Tut es ihr nach. Liebt sie, indem ihr sie imitiert. Betet wie die stumme Erde, die unaufhörlich um die Sonne kreist.«

Beten war für ihn etwas anderes als Bitten. Dem Bittenden geht es immer darum, etwas halten, behalten oder haben zu wollen. Aber der betende Körper lehrte doch etwas ganz anderes. Beten schien genau das Umgekehrte zu sein.

Beten war eher etwas wie loslassen, geschehen lassen. Alles musste man im Beten loslassen können. Deswegen waren bei vielen Betern die Hände weit geöffnet. Nicht nur um etwas Himmlisches zu empfangen. Eher um alles loszulassen, an dem sie hingen. Und das waren nicht nur irdische Güter. Das waren Ansprüche und Erwartungen ans Leben, Vorstellungen von Gerechtigkeit und Ungerechtigkeit. Alles musste der Beter lernen loszulassen.

## Gott braucht keine Vorschläge von uns

Wie Kindern brachte der Rabbi es den Menschen in Geschichten bei. Er sprach davon, dass der ferne-nahe himmlische Vater wohl wisse, was seine Kinder alles zu brauchen schienen.

Und er predigte ihnen, wie töricht es sei, dem Schöpfer des Universums in der einmal angestimmten Stille laute Vorschläge für irgendeine Weltverbesserung zu machen. Lächerlich! Selbst sollten seine Schüler lernen, wie dumm das ständige Reden mit der Gottheit sei.

Der Mund musste so leer werden, wie die Augen geschlossen waren. Beten musste eben nicht nur ein Fasten der Augen, der Arme und Beine sein. Beten musste ein Fasten der Zunge sein. Erst die vollkommene Stille, die selbst erzeugte Wüste, das hergestellte Nichts, würde sie weiterbringen. Aber wohin? Wohin sollte die Reise ins Nichts führen? Was wäre die Fülle, die aus dem Nichts kommt?

Da antwortete er: »Die Fülle ist die einfache Erfahrung, dass das Leben für uns sorgt. Das ist nicht in der Fülle erfahrbar. Das ist nur in der Leere erlernbar. Wisset: Der himmlische Vater lässt die Sonne aufgehen über Gute und Böse, Habenichtse und reiche Säcke.«

## Ein Wort in die Stille rufen und dann lauschen

Allein das Ohr und die mit ihm so eng verbundene Seele, so lehrte er, sollten wach und aktiv bleiben. Und um die Seele immer neu nach der Gottheit schauen zu lassen, legte der Meister der Stille den Betern ein paar verdichtete Gotteserfahrungen in den Mund.

»Unser Vater« sollten sie sagen und dann schweigen. Aus der Tiefe der Seele würde er aufsteigen – wie wenn er gerufen worden wäre.

»Heilig dein Name« sollten sie in die Stille der Wüste rufen und dann lauschen. Und das Heilige würde kommen und bei ihnen Wohnung nehmen. Und solche wenigen Worte lehrte er sie. Beten war kein Bitten. Beten war ein Lauschen geworden. Viele hatten es gehört. Aber nur wenige konnten fassen, was er lehrte.

## Die Botschaft der Sünden

Einmal lehrte er, dass er gekommen sei, das Verlorene zu suchen wie ein Schäfer ein verlorenes Schaf. Und wenn er es gefunden habe, dann trage er es zurück zur Herde. Die Herde aber sei die Mitte. Und was für die Schafe gelte, das gelte für jede Zelle, für jedes Glied. Ein Körper, der gesündigt hat, trage eine wichtige Botschaft. Er lehre, wohin eine Lebensart führe, die das Maß nicht im Auge hat. Das Maß aber ist die Mitte. »Verlasst den Weg der Sünder. Kehrt um in die Mitte! Sucht das Maß! Das Maß ist das Ziel.«

Hört die Botschaft des Leibes:

Ganz gleich, an was man erkrankt ist, ganz gleich wie schwer oder wie leicht der Mensch erkrankt ist. Der Körper erzwingt geradezu, das sonst harmonische, jetzt aber offenbar gestörte »Gespräch« mit Gott aufzunehmen. Krankheiten sind aufgebrummte Gebetsstunden.

Zuerst nötigt der Körper den Menschen in die Einsamkeit. Er führt ihn quasi in seine eigene Einsiedelei. Es geht weg von den Menschen, weg vom Beruf und weg von aller Arbeit.

Als wenn eine unbedingte Autorität gerufen hätte, die keinen Widerspruch erlaubt. Es geht weg aus dem gewohnten Alltag, es geht auch weg von den Liebsten. Er will allein sein.

Er will in die Wüste. Alles, was er erfährt, ist ihm zu viel. Er will die Augen schließen. Und die Beine wollen ihn nicht mehr tragen, und die Hände wollen nichts mehr begreifen.

Sie öffnen sich, liegen matt und haben längst losgelassen. Es ist genug! Statt Habenwollen ist bloßes Sein.

## Der Körper will fasten

Gut ist es, wenn der Kranke jetzt schon merkt, dass ihm das Leben selbst etwas Wichtiges sagen will: Das Leben geht wieder einmal um die Kurve. Wohin wird es mich führen? Die Richtung ist schon deutlich. Es geht wieder aus dem Zuviel des Lebens in die Stille. Die scheint notzutun. In der Stille wohnt die Mitte. Der zweite Anlauf des kranken oder gekränkten Körpers mit dem Leben in ein intensives Gespräch einzutreten, ist das jetzt einsetzende Gefühl der Appetitlosigkeit. Der Körper will fasten. Nicht nur die Augen sollen fasten und die Arme und die Beine. Alle anderen Organe sollen es ihnen gleichtun. Überall ist das Zuviel zu spüren.

Irgendetwas hat das Maß verloren. Aus einer Gabe, einem »gift« (englisch für Geschenk), wurde wirkliches Gift. Das Maß war voll. Und als die Zeit erfüllt war, sandte das sorgende Leben die Krankheit als Botschaft. Fasten ist die universale Grundlage jeder Gottesbeziehung. Es wird signalisiert: Jetzt ist erst einmal Schluss mit immer neuen Eindrücken, mit immer neuer Nahrung für Körper, Geist und Seele. Es reicht, was drin ist.

Das schauen wir uns jetzt in Ruhe und Bettruhe an. Manchmal am Tag und manchmal in der Mitte der durchwachten Nacht.

Der dritte Anstoß des Körpers ist die bei schwerer Krankheit aufkommende Frage nach dem »Warum?«. Da wird der Körper keine Antwort drauf wissen. Aber er lässt Sie nicht allein. Er gibt einen entscheidenden Hinweis auf eine mögliche Antwort. Es geht dem Körper in der Krise und Lebenskrise um eine neue Ausrichtung.

Die ganze Richtung des bisherigen Lebens ließ sich nicht mehr durchhalten. Es geht um die Kurve. Jetzt ist die Krankheit kein Gegner mehr, der bekämpft werden muss. Jetzt ist sie ein Vorbeter, dem die Seele nur folgen muss aus der Fülle in die Stille.

## Der Körper – ein Gottesbote

So gesehen, wurde der Körper der Menschen zum letzten sichtbaren Gottesboten. Er wurde zum letzten sichtbaren und fühlbaren Engel des Lebens. Engel, »Angelos«, heißt schließlich nur »Bote«. Und wenn er gute Botschaft bringt, die dem Menschen zum Heil gereicht, dann sind die Botschaften des Körpers allemal »Eu-angelion«. Evangelium. Frohe Botschaft.

Engel bringen uns die guten Nachrichten einer sorgenden Instanz und Ordnung. Und jeder Mensch ist demnach ein Engel. Wer dies eines Tages sehen und erkennen kann, hat sein Ziel erreicht.

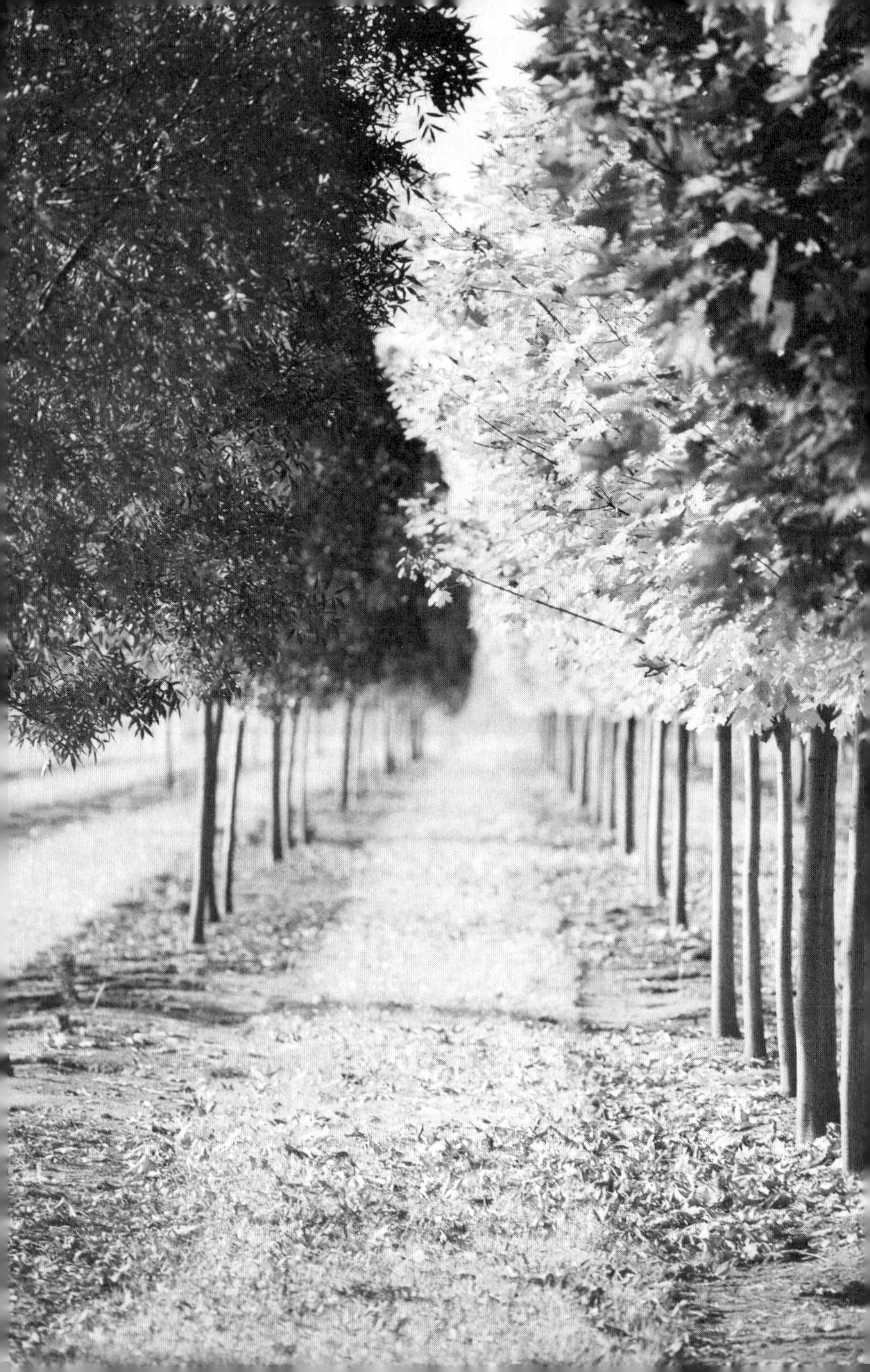

# Der Rhythmus des Lebens und der Weg zur Mitte

*»Tages Arbeit, abends Gäste!*
*Saure Wochen, frohe Feste*
*sei dein künftig Zauberwort.«*

Johann Wolfgang v. Goethe, »Der Schatzgräber«

Fasten lehrt uns das »Reduzieren auf das Wesentliche«. Aber Fasten ist nicht Askese – und dauerhafte Askese ist ein Extrem, bei dem die Mitte verloren worden ist. Fasten ist der Eingang zur Fülle des Seins.

Wie man den Weg in die Fülle wirklich finden könnte, das lehrte der Rabbi die Menschen in alltäglichen Bildern. Er wusste wohl, dass die Seele, die er doch bei seinen Schülern erreichen wollte, nicht fremden oder gar exotischen Tönen gehorchen will. Die Seele ist ein stilles Reh oder ist wie ein Schaf, das die Stimme seines Hirten kennt. Die Seele will in aller Stille lernen. Sie braucht die Stille zum Wachsen. Sie liebt die indirekte Mitteilung, die das Gesicht von innen mit neuem Leben füllt und außen rot werden lässt und die Haltung wahrt.

Also sprach der Lehrer in Bildern. Er sprach davon, dass ein Kamel eher durch ein Nadelöhr passe, als dass ein reich beladener Mensch mit seinen vielen Schätzen in den Himmel eingehen könne. Und jede Seele, die das hörte, machte sich so ihre eigenen Gedanken darüber.

Die an Gütern Armen hörten darin eine Bußpredigt an die Begüterten oder billigen Trost für sich selbst.

Die an Sorgen reich und schwer Beladenen suchten nach einem Ausweg, mit der Leichtigkeit des Seins auf Erden schon Himmelfahrten zu erleben. Und die Übergewichtigen bezogen wie immer alles auf sich selbst.

Besitzer von irgendetwas, was sie an Lebendigkeit hinderte, aber waren sie alle. Haben oder Sein, das war schon immer versteckt in den archaischen Bildern, das war und ist die Anfrage des Lebens an die Menschen.

## Feste – die anderen Oasen des Lebens

Und dann lehrte der Meister, dass die Pforte, die in die Fülle des Seins führt, die wir den Himmel nennen, eng sei. Nichts also für Maßlose. Und wieder fühlten sich nur die Übergewichtigen aller Gattungen angesprochen. Dabei hatte er wohl eher eine Enge im Auge, die mehr mit einer inneren Mitte zu tun hat als mit äußeren Kilos und Reichtümern.

Es schien eine Art innere Disziplin zu sein, von der er sprach, die sich allein durch ein ständiges Wachsein und Gespanntsein ausdrückt. Wenige, sprach er, werden diese enge Pforte nehmen können.

Aber damit redete der Lehrer den Asketen genauso wenig nach dem Mund. Während einer seiner eigenen Lehrer, Johannes der Täufer, noch die Buße predigte, die Umkehr und das Abnehmen und Fasten in allen Belangen des Lebens lehrte und selbst nur von wildem Honig und Heuschrecken in der Wüste lebte, da rief man dem jungen Rabbi in der Hauptstadt ganz andere Spottverse nach: Er sei ein »Fresser und Weinsäufer«, lästerte man.

Dabei wusste der junge Mann nur, beizeiten zu feiern. Denn Feste, bei denen ausgiebig gefeiert wird, sind für die Seele die anderen Oasen der Wüste. Sie sind Orientierungspunkte im Leben und im Jahreskreis.

Fasten allein macht keine Himmelfahrt und keine Mitte. Fasten war die reinigende Vorbereitung für das nächste Fest. Die Sprache der Römer trieb es so weit, dass sie das Wort »festus«, das Fest, auch gleichbedeutend für »sicher, fest« ansahen.

Feste gaben dem Leben also Zeit-Strukturen. Feste festigten die Bande und Verbindungen derjenigen, die zusammen ein Fest feierten. Und Feste feiern konnte ein Mensch alleine gar nicht. Zum Fest gehören mindestens zwei. Feste gaben dem Leben nicht nur Ordnungspunkte, sondern sie boten Erfahrungen an, dass das Leben mehr war als eine bloße Abfolge von Taten und Tagen.

In Festen spiegelte sich Zeitlosigkeit: Stunden, in denen niemand auf die Zeit achtete. Feste waren eher wie ein Rausch, der geheimnisvoll daran erinnerte, dass in einer anderen Wirklichkeit die Zeit keine Wirkung hatte. Und Feste führten die Menschen immer wieder in eine andere Zeit. Sie arbeiteten kollektive Erinnerungen des Volkes auf.

Um diesen Zustand des Rausches intensiver zu erleben, war das vorherige Fasten angesagt. Fasten war Vorbereitung auf den Rausch der Sinne. Und der Rausch der Sinne war die Vorahnung des Festsaals, den er den Himmel nannte. Im Fest sah er schon die Lichter und hörte die Musik.

## Die Mitte liegt zwischen Festen und Fasten

Der junge Lehrer der Wüste pendelte. Er schien sich nicht sicher zu sein. Sollte er wie sein Lehrer in der Wüste das Fasten predigen, um sein Leben zu verbessern, oder war er doch eher ein Dorf- oder gar Stadtmensch, der im Rausch der Feste sein Leben lebte?

Er suchte offenbar zwischen den Festen und dem Fasten den Weg der Mitte, der zwischen Völlerei und Askese zu liegen schien. Waren nicht beide Formen des Lebens Ausdruck ein und derselben Lebensweise? Und waren beide Lebensweisen nicht in ein und demselben Wort beschrieben?

Wo liegt der Unterschied zwischen Festen und Fasten, Leere und Lehre, Wunder und Wunde, Fenster und finster? Die Gegensätze fallen in eins. Sie fallen in die Mitte. Feste und Fasten zusammen machen erst die Mitte aus. Ohne Feste kein Fasten. Und ohne Fasten keine Feste. Das wurde das gelebte Credo des »Fressers und Weinsäufers«, der die Wüstenerfahrung predigte.

## Das Leben genießen und dann wieder verdauen

Es müsste also ein schmaler Weg sein, ein Weg für wenige nur vielleicht, wenn denn seine eigenen Bilder stimmen sollten. Eine breite Mitte gibt es nicht. Auch Vergangenheit und Zukunft lassen wenig Platz für die Gegenwart. Es ist ein schmaler Weg, der zwischen Fülle und Mangel immer wieder gefunden werden muss. Es schien eher ein Gebirgsgrad zu sein als eine breite Handelsstraße für die Masse.

Es gab so viele Fundamentalisten, die sich für den Mangel interessierten. Und es gab noch mehr, die sich für die Feste interessierten. Aber es waren wenige, die die Feste und das Fasten zusammen erleben wollten. Denn die Mitte aufzusuchen und sich zu Nutze zu machen war nur möglich mit einem hohen Grad von Aufmerksamkeit. Ein Absturz war immer möglich.

Und wenn man den goldenen Mittelweg auch nicht jeden Tag gehen könnte, so könnte ein regelmäßiges Zickzack im Grunde das Ziel nicht verfehlen: feiern und fasten! Das Leben genießen und dann wieder verdauen! Das wäre das Rezept.

So wie die Nacht den Tag verdauen muss und derweil keine weitere Nahrung akzeptiert, so müsste der Mangel die Fülle verdauen und die Fülle den Mangel. War das erste Essen am Morgen nicht wie ein Fastenbrechen, ein »breakfast«?

Und wie der Tag nichts taugt, der keine Nacht im Rücken hat, so taugt die Fülle nicht, die den Hunger nicht kennt.

Das Leben ist ein Rhythmus, eine Schwingung. Und wer nicht mitschwingt, den bedrückt das Leben, ja, den bringt das Leben selbst in Bewegung.

## Ausbalancieren in allen Lebenslagen

Das Leben ist eben dunkel und lebensgefährlich. Und das Leben ist hell und schön. Das ganze Leben aber schien ihm wie ein Schwebebalken zu sein! Der Mensch wird sein Leben nur bis an sein Ende gehen können, wenn er beizeiten das Balancieren lernt, das Ausbalancieren in allen Lebenslagen. Er muss seine Mitte finden.

Das Leben selbst hat ein eigenes, inneres Leben nach eigenen Regeln und mit eigenen Gesetzen. Es schwingt von allem Anfang an. Und es hört nicht auf. Wir sind mittendrin. Das schwingende Leben wird den Menschen mitnehmen wollen. Der Mensch aber wird aus Angst gegensteuern. Das ganz Große im Auge, doch er hält sich in seiner Angst immer an das Kleine. Er bindet sich an das Kleine.

Der Spatz in der Hand ist ihm sicherer als die Taube auf dem Dach. Das Leben wird die Menschen mit sich reißen wollen mit aller Gravität. Aber der Mensch wird sich fürchten und doch sein Leben lang von Hingabe träumen.

## Der Rhythmus will gelebt werden

Tag und Nacht zu integrieren müsste den Weg der Mitte auftauchen lassen. Der Rhythmus will gelebt werden. Der Rhythmus hält die Balance. Der Rhythmus ist der Schwerpunkt, von dem aus alles möglich wird. Es ist nicht wichtig, wie schwer du bist. Es ist nicht wichtig, wie groß oder klein du bist. Es ist auch nicht wichtig, was du trägst und erträgst, wenn du durch dein Leben balancieren willst.

Es ist nur wichtig, das du dich mitten unter diese Last stellst. Dort irgendwo liegt der Punkt einer seltsamen Kraft. Ihren geheimnisvollen Schwerpunkt ermittelst du. Dann kannst du alles stemmen. Das ist die Idee der Schöpfung und des Universums. Das ist die Idee des Schöpfers. Das weiß jede Zelle in dir, und nach dieser Schwingung sehnt sie sich. Dem kann sich keine Zelle entziehen. So groß ist die Kraft dieser Ebbe und dieser Flut. Das ist der Rhythmus des Lebens, die Heimat und die Ferne. Schwingung ist es.

Der Rhythmus ist es!

## Der Tanz des Lebens will getanzt werden

Das Pendel, das immer die Mitte sucht, hin- und herschwingt, das scheint der wahre Prophet eines gelungenen Lebens zu sein. In die Mitte und aus der Mitte fliegt das Pendel. Es ist ausatmen und einatmen, es ist Schritt für Schritt. Es taucht auf in Ebbe und Flut, in Sommer und Winter, Saat und Ernte, in Hunger und Durst. Es taucht auf als das Männliche und das Weibliche, Yin und Yang, Sonne und Mond. Es taucht auf in den Seelen der Menschen als Demut und Übermut und extrem als Manie und Depression. Es ist der Rhythmus, der Tanz des Lebens, der getanzt werden will.

Der Rhythmus ist es!

## Die Wüste – ein Ort der Leere und der Fülle

All das waren Ausprägungen eines einzigen Rhythmus, den der Mann aus Nazareth nicht selbst finden musste. Er war da hineingeboren worden. Die üppigen Feste seines Volkes wurden immer durch lange Fastenzeiten vorbereitet. Zuerst der Hunger, dann das Fest! Säen und ernten und die Saatkörner nicht verfüttern! Lieber hungern, umso größer das Fest. Das sagten die Bauern. Konsolidieren und investieren! Sogar die Kaufleute folgten diesem Rhythmus.

Es war aber nicht nur der Rhythmus des Jahres. Es war der Rhythmus der Natur, der sich tief in die Seelen des Volkes eingegraben hatte. Seine hebräischen Vorfahren waren über Jahrhunderte einmal im Jahr mit Sack und Pack in die Wüste gezogen.

Das war zur Regenzeit, als die Wüste für die Schafe und Ziegen der Kleinviehnomaden Futter und Wasser genug hatte. Und dann, wenn der Sommer und die Sonne zu heiß wurden, dann waren sie wieder runter zu den klaren Flüssen und den noch klareren Quellen gezogen. Sie vertrauten dem Rhythmus der Natur. Und die Natur lehrte sie, den Rhythmus zu achten.

Später war sein ganzes hebräisches Volk über vierzig Jahre auf einer schier endlos scheinenden Wüstenwanderung gewesen. Immer auf der Suche nach einem verheißenen Land, wo alles Fasten ein Ende haben würde. Als sie es aber erreicht hatten, war die Sehnsucht nach der Wüste in ihre Herzen gebrannt. Immer wenn sie später unmittelbare Gotteserfahrungen suchten, gingen einzelne von ihnen in die Wüste zurück. Die Wüste, das war ein Ort der Leere und der Fülle zugleich geworden. Die Wüste war ein heiliger Ort. Es war ein Ort der Gottesbegegnungen.

Der Rabbi aus dem Norden muss das alles früh erfahren haben. Seine Eltern erzogen ihn in der Tradition des Volkes. Und da gehörten das Fasten und die Fastenzeit dazu. Und die Erinnerung an die Wüste wurde zu einem großen Laubhüttenfest stilisiert. Und alle sieben Tage war ein Tag des Fastens …? Gut, es wurde gegessen und getrunken, was vorbereitet war. Aber was auch immer reduziert werden konnte, an Bewegung, an Mühe und Arbeit, an Essen und Trinken, sogar an Hilfe, musste nach den Regeln des Kultes reduziert werden.

## Die Fratze des Teufels und die Schwingen der Engel

Der große Prophet Mose, aus dessen fünf Büchern man am Sabbat in den Schulen las, hatte die täglichen Entbehrungen, die die Wanderung durch die Wüste mit sich brachte, sogar noch intensiviert. Er brach auf zu einem vierzigtägigen Fasten.

Das Ergebnis dieser doppelten Fastenzeit des Mose bewundert die Welt bis heute. Hellsichtig wie sonst keiner entwarf er in der Nähe Gottes die zehn Grundsätze menschlichen Lebens. Zehn Gebote!

Der große Prophet Elija war dann der Erste, der diese Wüstenfastentradition imitierte. Er fastete in der Tradition des Moses und seines Volkes. Auch er fastete die symbolischen vierzig Tage.

Und an Elija musste sich jeder ernsthafte Gottsucher und Prophet messen. Und so zog jeder junge Rabbi und Gottesgelehrte als Probezeit vierzig Tage in die judäische Wüste. Diesem Brauch unterzog sich auch Jesus, der Sohn des Josef und der Maria aus Nazareth, bevor er zu lehren begann. Denn ein Lehrer des Lebens musste etwas erlebt haben. Die Lehrer des Lesens mussten etwas gelesen haben.

Dass es eine Begegnung der besonderen Art werden würde, war ihm wohl deutlich. Er kannte die Traumbilder des Elija, und er war gefasst, eigene Visionen und Trugbilder, Fata Morganas und Hellsichtigkeiten zu durchleben. Gut und Böse waren auf einmal nicht mehr nur Begriffe. Der

Böse selbst hatte ein Gesicht und flog mit ihm durch Raum und Zeit.

Und immer wieder ging es um die eine Fragestellung: Haben oder Sein? Vertrauen in Besitz oder Vertrauen ins Vertrauen? Steine würden zu Brot werden, und alle Lande würden den Besitzenden gehören. Aber ihr faustischer Preis war immer derselbe: Verehrung des Habens statt des Seins!

In den Fastenvisionen der Wüste bekam das Haben die Fratze des Teufels und das Sein die Schwingen der Engel.

## Magie führt nicht zu den Schätzen des Lebens

Johann Wolfgang v. Goethe – in jungen Jahren manchmal ein grober Klotz, wenn er mit dem jungen Herzog von Weimar die Bürger anpöbelte, ein Lebemann und Lebensmann in den Jahren der Reife – muss die Botschaft des Predigers aus Nazareth über Rhythmus und Balance des Lebens verstanden haben.

Sein »Zauberwort« haben Sie im Motto zu diesem Kapitel gelesen, »saure Wochen, frohe Feste«. Sie kennen auch den Anfang des Gedichtes, aus dem dieser Lebensrat stammt, es heißt: »Der Schatzgräber«.

Zumindest kennen Sie die Situation, die er beschreibt:

Arm am Beutel, krank am Herzen,
Schleppt ich meine langen Tage.

Armut ist die größte Plage,
Reichtum ist das höchste Gut!
Um zu enden meine Schmerzen,
Ging ich einen Schatz zu graben.
Meine Seele sollst du haben!
Schrieb ich hin mit eignem Blut.

Wie viele Schatzgräber heute auch, probierte der Mann es mit Magie – jenem Trampelpfad, der an der »engen Pforte« so oft vorbeiführt:

Und so zog ich Kreis um Kreise,
Stellte wunderbare Flammen,
Kraut und Knochenwerk zusammen:
Die Beschwörung war vollbracht.
Und auf die gelehrte Weise
Grub ich nach dem alten Schatze
Auf dem angezeigten Platze;
Schwarz und stürmisch war die Nacht.

Und ich sah ein Licht von weitem,
Und es kam gleich einem Sterne,
Hinten aus der fernsten Ferne.
Eben als es zwölfe schlug.
Und da galt kein Vorbereiten:
Heller ward's mit einem Male
Von dem Glanz der vollen Schale,
Die ein schöner Knabe trug.

Geschieht jetzt das Wunder? Erfüllt sich die Hoffnung all jener, die die eigenen Kräfte nicht kennen und sich deshalb auf magische Kräfte verlassen?

Holde Augen sah ich blinken
Unter dichtem Blumenkranze;
In des Trankes Himmelsglanze
Trat er in den Kreis herein.
Und er hieß mich freundlich trinken,
Und ich dacht: es kann der Knabe
Mit der schönen lichten Gabe
Wahrlich nicht der Böse sein.

Trinke Mut des reinen Lebens!
Dann verstehst du die Belehrung,
Kommst, mit ängstlicher Beschwörung,
Nicht zurück an diesen Ort.
Grabe hier nicht mehr vergebens!
Tages Arbeit, abends Gäste!
Saure Wochen, frohe Feste!
Sei dein künftig Zauberwort.

»Grabe hier nicht mehr vergebens …«, ein guter Rat. Die Engländer sagen: »Wenn du in einem Loch bist – das Mindeste, was du dann tun könntest, ist aufhören zu graben.«

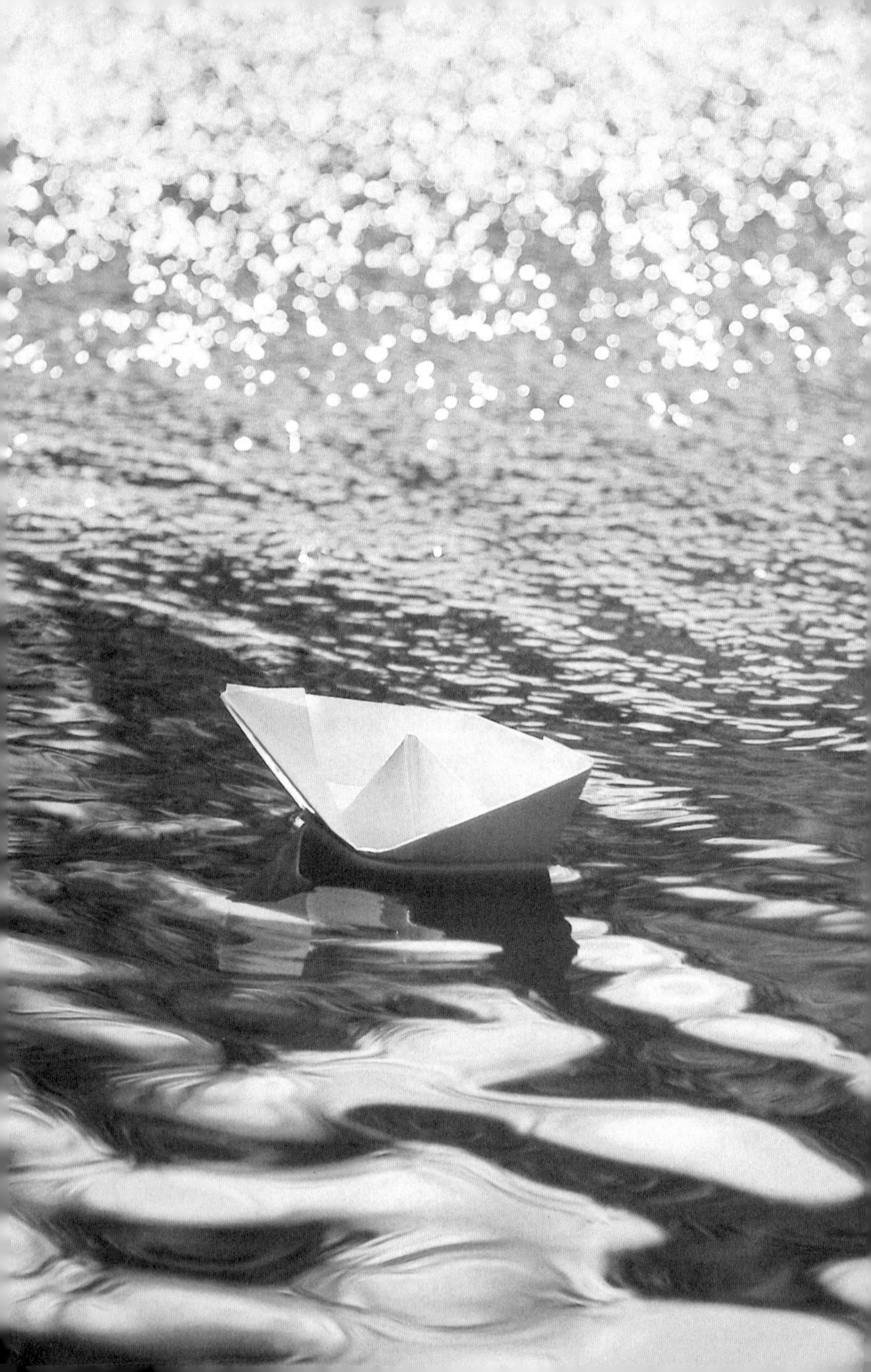

# Das Leben ändern – aber wie?

*»Wenn ihr fastet, sollt ihr nicht sauer*
*sehen wie die Heuchler;*
*denn sie verstellen ihr Angesicht,*
*auf dass sie vor den Leuten*
*etwas scheinen mit ihrem Fasten …*
*Wenn du aber fastest,*
*so salbe dein Haupt und wasche dein Angesicht,*
*auf dass du nicht scheinest vor den Leuten*
*mit deinem Fasten,*
*sondern vor deinem Vater, welcher im*
*Verborgenen ist;*
*und dein Vater, der in das Verborgene sieht,*
*wird dir's vergelten.«*

Aus der Bergpredigt, Mathäus 6, 16–18

Fasten zu Jesu Zeiten muss so selbstverständlich gewesen sein, dass er nicht viele Worte darüber machte. Wichtig war ihm das eine: Fasten ist kein spiritueller Leistungssport, mit dem man vor den Menschen glänzen wollte.

Fasten findet nicht vor Publikum statt. In einer Show kann die Seele Gott nicht schauen. Und der Beifall des Publikums weist nicht den Weg, wie das Leben zu ändern ist, wenn es denn geändert werden will.

Es gibt aber einen Weg, sein Leben zu ändern. Der ist einfach und trotzdem wirksam. Und der geht so: Fragen Sie sich nicht, was Sie noch mehr und noch besser und noch schneller machen können! Das bringt Sie um. Fragen Sie sich leise, was Sie um Himmels willen weniger machen sollten! Weniger ist mehr! Weniger wovon?

> Weniger Arbeit? Weniger Sorge? Weniger shoppen? Weniger fernsehen? Weniger rumschreien? Weniger klagen? Weniger essen? Weniger trinken?

Wovon weniger? Ich weiß es nicht. Ich kenne Sie nicht. Das müssen Sie für Ihre persönliche seelische Diät selbst herausbekommen. Erst wenn Sie da fündig geworden sind und kräftig für ein Stück neues Leben geworden sind, kann es mit Ihrer persönlichen Runderneuerung etwas werden.

Also, was wollen und werden Sie weniger tun in diesem Jahr? Schreiben Sie es auf! Am besten auf die kleinen gelben Merkzettel, die es in jedem Schreibwarengeschäft gibt. Und dann heften Sie sie in Ihrer Wohnung oder an Ihrem Arbeitsplatz überall hin. Weniger ist mehr! Reduce to the maximum!

Und was machen Sie dann mit den frei werdenden Kräften und Potenzialen? Es gibt nur ein einziges Feld, in das sich jede freie Energie zu investieren lohnt. Und das sind die Menschen, mit denen Sie leben.

## Die Macht der Masse

Alle Menschen, aber wirklich auch alle Menschen, mit denen ich gesprochen und die ich gefragt habe, was sie in ihrem Leben anders gemacht hätten, wenn Sie es hätten neu beginnen können, sagten mir im Grunde immer dasselbe:

»Ich hätte mehr Zeit und Kraft in meine Familie und Freundschaften gesteckt. Die sind zu kurz gekommen: die Kinder, der Partner, die Freundinnen und Freunde!«

Aber jetzt Vorsicht! Nicht gleich mehr Zeit und Kraft in Ihre Liebsten stecken, sondern erst einmal weniger Zeit und Kraft. Das ist die richtige Reihenfolge.

Die Sackgasse Nummer eins ist: sich nach anderen Menschen richten! Das, was uns als Kinder das Leben erst ermöglicht hat, nämlich Mutter und Vater zu imitieren, um ihnen so unsere Liebe und Zugehörigkeit zu zeigen, das wird mit den Jahren zu einer falschen Abhängigkeit. Was früher einmal eine Gottesgabe war, ein »gift« – so heißt Geschenk auf Englisch, und wir kennen es in dem Wort Mitgift noch –, ein Geschenk, wird so mit den Jahren Gift.

Sich nach anderen Menschen richten ist exakt die Gegenbewegung aus Ihrer möglichen Mitte heraus. Das Ergebnis ist immer dasselbe: sich verlieren. Der Maßstab des Lebens darf nicht im anderen gefunden und gesucht werden. Er ist ausschließlich in Ihrer Mitte zu finden. Es kommt hinzu, dass sich der, der sich nach anderen richtet, sich auch mit anderen vergleicht. Wer sich aber vergleicht, lebt verkehrt. Und früher oder später wird er den Vergleich verlieren.

Ja, am Ende, wenn seine Kräfte naturgemäß nachlassen, im Alter oder bei Krankheit, wird er immer zu den Verlierern zählen. Spätestens in der Lebensmitte wird dieser am weitesten verbreitete Irrtum auf der Suche nach dem Ziel des Lebens erkannt. Da steht man nämlich als Mann mit seiner Karriere und als Frau mit der jugendlichen Figur auf der Verliererstraße des Lebens.

Sackgasse Nummer zwei: sich nach niemandem richten. Selbst ist der Mann, ist die Frau. Augen zu und durch. Dagegen ist Fasten das Wachprogramm der Natur überhaupt. Süchte machen alle, wie sie da sind, schläfrig. Fasten aber macht wach.

## Von der Leichtigkeit des Seins

Wir sind alle Besitzer geworden. Besitzer von Kilos. Besitzer von Meinungen, Besitzer von Häusern. Besitzer, Besitzer, Besitzer. Wohin du schaust. Und da wundert sich das Volk, dass nicht nur die Besitzer zunehmen, sondern auch deren Kilos. Wer sitzt und besitzt, verrät das Lauftier Mensch.

Und Besitzer steigen immer mit all ihrem Besitz in den Ring und auf die Waage: Mein Haus, mein Boot, mein Auto. Besitzer sind von Haus aus schwer, zu schwer, und kommen so schwer wie ein Kamel durchs Nadelöhr in die Leichtigkeit des schwebenden Seins zurück. Reduce! Faste!

Wer nach einer Woche Fasten zum ersten Mal ohne zu pusten wieder in den ersten Stock kommt, spürt die Leichtigkeit des Seins, die uns verloren gegangen ist. Gratulation!

**Wie Fasten unverhofft das Leben ändert**
Eine kleine, heitere Geschichte zeigt, wie Leben sich durch fasten ändert – gegen die eigenen Erwartungen.
Schlimme Erwartungen hat ein 50 Jahre alter Kapitän, der eine junge Frau heiratet, dann aber aus innerer Unrast wieder für eine längere Reise in See sticht. Vorher aber warnt er seine junge Schöne vor »unwürdigen« Liebhabern, aber er wusste, dass sie ihren natürlichen Neigungen nicht auf Dauer würde widerstehen können.
Die junge Frau wird verehrt und begehrt. Und bei einem ernsthaften, rechtschaffenen Mann wird sie schwach und bittet um seine Gunst. Dieser Mann zeigt seine Freude – aber er bittet rechtschaffen um zwei Monate Zeit, weil er ein Gelübde abgelegt hat, noch zwei Monate in vielen Bereichen ernsthaft zu fasten, und indem er sich schon so darauf freut, kommt ihm eine Idee: »Wenn du mir einen Monat Fasten abnimmst, kann sich das Glück rascher erfüllen.«
Die junge Frau stimmt zu. Sie lässt sich beim Fasten von ihm anleiten. Durch Fasten und Beten und Gutes tun ändert sich ihre Lebenseinstellung gründlich. Die »Entsagungskur« hat sie »mit ihrem guten und mächtigen Ich« bekannt gemacht. Und so entsagt sie dem Abenteuer.
Die Moral dieser höchst moralischen Geschichte: Fasten wirkt.
Aber nicht immer so, wie wir es erwarten, wenn wir unser »gutes und mächtiges Ich« noch nicht kennen.

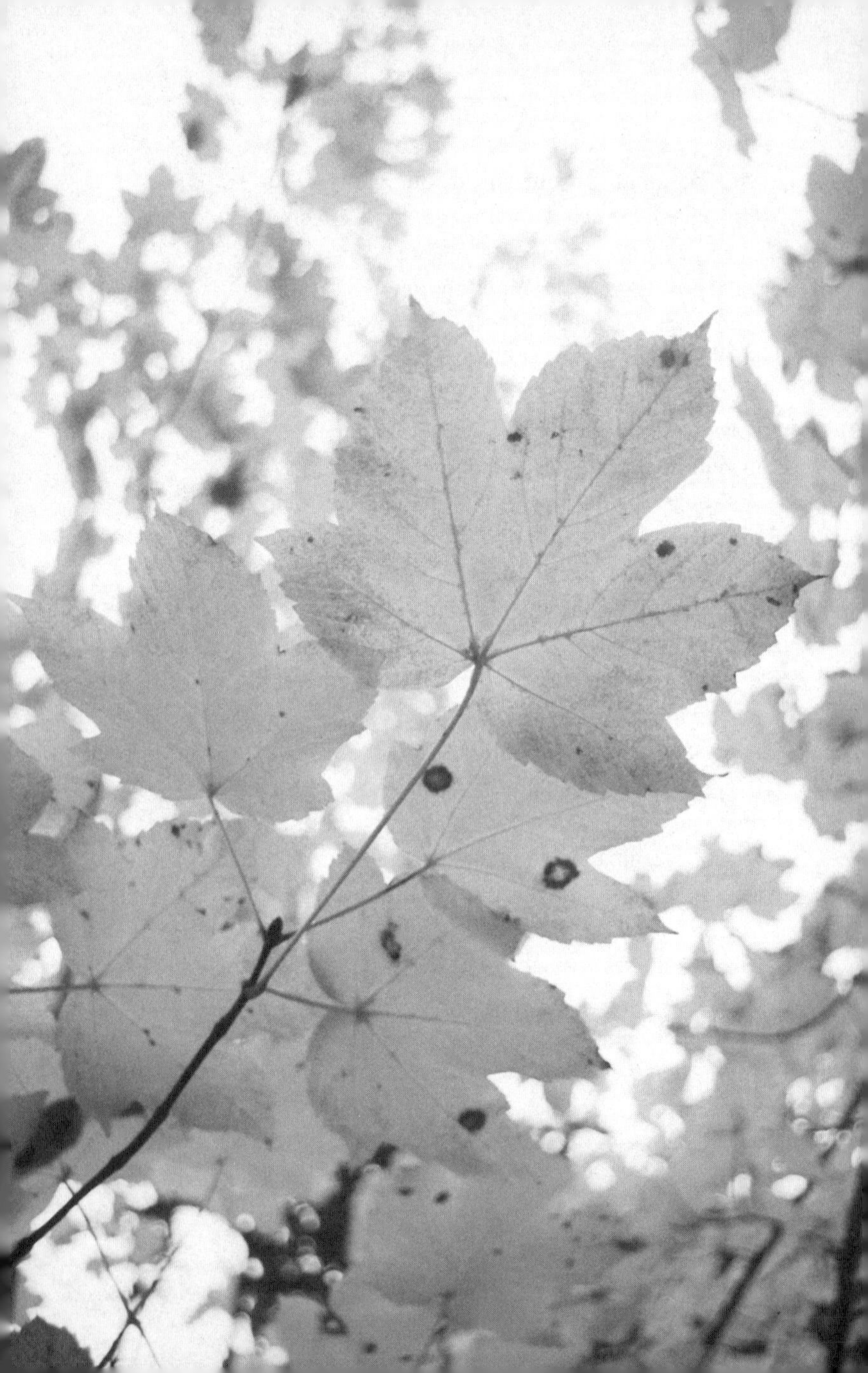

# Langsam werden, wach werden

*»Die Leute haben sich ins Amüsement gestürzt. Sie wollen witzige, spannende Dinge lesen. Literatur sollte das Tempo nicht mitmachen und literarisches Fastfood liefern.«*

Sten Nadolny,
Autor von »Die Entdeckung der Langsamkeit«

Der Weg in die Mitte ist in unseren Breiten kein Weg, immer schneller, immer besser, immer erfolgreicher, immer mehr und mehr zu werden und zu sein. Vor diesem Weg warnen schon die Grimm'schen Märchen.

Der Weg in die Mitte ist in unseren Tagen und Breiten eher ein Rückweg, vor dem sich niemand scheuen darf und scheuen muss. Es gibt keinen Fortschritt ohne Rückschritt. Der Tanz des Lebens braucht beide Schrittfolgen. Keine Geschichte hat das in den letzten Jahren so deutlich gemacht, wie der Erfolg des Buches »Die Entdeckung der Langsamkeit«.

Kurze Schilderung aus Harenberg – Das Buch der 1000 Bücher (Meyers Lexikonverlag):

Der Roman erzählt das Leben des englischen Seefahrers und Nordpolforschers John Franklin (1786–1847).

Sein Lebensziel war die Entdeckung der Nord-West-Passage nördlich des nordamerikanischen Festlandes, der Verbindung von Atlantik und Pazifik.

Nadolny greift die biografischen Fakten aus dem Leben Franklins auf, ergänzt das Porträt des Kapitäns jedoch um einen wesentlichen Punkt: Franklin ist ein langsamer Mensch, im Denken, Sprechen und Handeln, eigentlich zu langsam für die moderne Zeit der industriellen Revolution. Die vermeintliche Schwäche des Außenseiters wird jedoch als Ausdauer, Gründlichkeit und Gelassenheit zur Stärke.

Franklin entzieht sich der Beschleunigung des Zeitalters und setzt ihr seine Haltung und Anschauung entgegen, nach der jedes Individuum seinen Fähigkeiten entsprechend einen sinnvollen Beitrag zur Gesellschaft leisten kann. Franklins Langsamkeit erscheint geradezu als Voraussetzung für eine humane Gesellschaft, getragen vom Respekt der Menschen untereinander und einem verantwortungsvollen Umgang.

Sein Prinzip bewährt sich sowohl auf der Polarexpedition wie in der Liebe. Es bleibt letztlich die Botschaft, dass seine umsichtige, bedächtige Art zum Frieden zwischen den Menschen und Völkern beiträgt.

## Wach werden wie ein Indianer auf der Pirsch

Wer fastet, lernt, dass er anders essen und kauen soll. 32-mal zubeißen, für jeden Zahn einmal. Langsam wird es langsamer mit dem Fastenden. Er gleicht einem Busfahrer, der erst jetzt auch seitwärts aus dem Fenster schauen kann. Er spürt den verschiedenen Geschmäckern nach und ist dabei, wach zu werden wie ein Indianer auf der Pirsch des Lebens.

Wer fastet, wird langsam, wird dazu gezwungen und schaut sich verwundert in seinem Leben um, das bis dato nur so an ihm vorbeirauschte. Er sitzt nicht mehr am Steuer des Autobusses seines Lebens. Da steuert jemand anders. Und man sitzt wieder am Fenster und schaut raus.

Ich gebe Ihnen drei Fasten-Tipps mit auf den Weg in Ihr erstes – oder nächstes – Fasten-Abenteuer.

## Mein Fasten-Tipp 1

**Beim Fasten werden Sie die Langsamkeit entdecken. Fangen Sie deshalb ganz langsam mit dem Fasten an – schon vor dem Fasten.**

Ein kleiner Test. Die eigene Ernsthaftigkeit, mit der Sie sich dem Thema »Fasten« nähern, steht nun an. Es geht um die Frage, ob es nicht doch wieder nur die Kilos sind, die am Wochenende störten. Leib oder doch Seele?

Der Test beginnt:

Haben Sie Lust aufzuräumen?

Und damit es nicht bei Worten, gebrochenen guten Vorsätzen und sonstigen inneren Mysterien bleibt: Haben Sie Lust, den Keller aufzuräumen, den Hof, die Garage, den Werkkeller oder die Küche?

Es kann auch der Stadtpark sein oder ein Stück Weg?

Es sollte allerdings etwas ganz Äußerliches sein, was Sie in den letzten Wochen immer mal wieder gestört hat. Vielleicht konnte das Auge nicht ruhen? Es fand keine Ordnung, keinen Halt, und Ärger stieg in Ihnen auf. Wenn Sie so einen Ort haben, ist es ideal.

Also beginnen Sie ganz praktisch. Und weil jeder ein paar Zimmer und Abstellräume hat, die unaufgeräumt sind, fangen Sie dort am besten an. Das ist zwar weniger was für das Auge. Aber die äußere Ordnung, von der Sie wissen, dass sie da ist, fördert Ihre innere Ordnung.

Auf der Agenda Ihrer Fastenübung steht: aufräumen der Küche. Wer einen Teil, einen winzigen Teil der Erde aufräumt, der räumt die Erde auf. Sie wird es ihm innerlich danken.

Was da aufgeräumt wird, ist eben nicht nur die Küche als winziger Teil dieser Erde. Die Küche hat eine innere Entsprechung, und ihr gehört und zu ihr gehört ein Teil Ihrer Seele.

Und der wird durch die äußerliche Handlung mit aufgeräumt. Das ist der Dank. Wer die Erde reinigt, bekommt als Dank Reinigung zurück. Der Rhythmus des Gebens und Nehmens regiert eben auch hier. Wer den Fluss reinigt, bekommt klares Wasser, das ihn reinigen kann. Wer die Luft von der Pest befreit, bekommt Luft und Raum zum Atmen.

## Wasser

Wie präzise und schnell das funktioniert, zeigt sich beim Duschen. Für den, der das Prinzip der Reinigung einfach nur gelesen nicht nachvollziehen kann, empfehle ich die Erinnerung an die morgendliche Dusche. Duschen am Morgen bannt Kummer und Sorgen!

Warum spült das Wasser nicht nur an Ihrer Oberfläche die Salze der im Schlaf verschwitzten Haut weg?

Warum ist das so? Warum geht der warme oder erfrischend kalte Strahl so tief? Wie kann er durch die Haut dringen und innen, in Ihrer Seele, anfangen zu reinigen? Warum kann das Wasser die Dunkelheiten der Nacht wegspülen? Die Physiker haben eine Begründung dafür. Sie messen, dass die elektrische Aufladung bzw. Entladung in der dampfhaltigen Luft sich positiv auf Ihre Gesundheit auswirkt.

Die Seelsorger aber, die das nicht messen können, stellen schon seit Jahrtausenden fest, dass jedwede Form von Waschritualen einen inneren, seelischen Vorhof bildet, bevor man dann vom Wasser gereinigt dem Heiligen seines Lebens begegnet. Die Taufrituale sind ein symbolisches Relikt dieser Erfahrung. Und in den Waschungen der muslimischen Tradition ist es auch mehr als nur ein Symbol. Die Kraft des Wassers reicht immer tiefer als nur bis auf die Haut. Wir sind nicht ganz dicht. Gott sei Dank!

## Feuer

Auch Feuer kann reinigen. Es muss ja nicht gleich die uralte Vorstellung sein, dass ein Purgatorium am Ende unseres Lebens auf uns wartet, ein Fegefeuer, das alle Sünden mitsamt den Sündern verbrennt. Das ist nach der europäischen Menschenrechtskonvention auch verboten.

An einem Abend in ein Feuer schauen, das wirkt schon. Das Feuer geht tiefer als nur bis auf Ihre Netzhaut. Es dringt in Sie ein und fängt an, alles wegzubrennen, was Ihr Leben nicht mehr braucht. Es hat eine ungeheure Kraft und Attraktivität, die nicht nur von der ausgestrahlten Wärme herrührt. Was fasziniert die Kinder am Feuer und Feuermachen? Warum bauen immer mehr einen offenen Kamin in ihre vier Wände ein? Jetzt haben wir seit fast einem Jahrhundert die Zentralheizung, und die Leute fangen an, sich nach dem Feuer zu sehnen! Es ist nicht nur der Familienzusammenführungsaspekt. Natürlich sitzt man gerne an einem Feuer zusammen. Und es spricht sich auch leichter an einem prasselnden Feuer. Die Steinzeit lebt. Aber selbst, wenn niemand da ist und man allein am Feuer sitzt, wirkt es. Ja, gerade dann!

Als Erstes brennt und verbrennt es die Macht der Zeit. Die Zeit, die Ihnen im Nacken sitzt und unter deren Diktat Sie leiden, brennt das Feuer weg. Sie sitzen am Feuer und wissen gar nicht, wie lang Sie da schon sitzen. Die Zeit hat ihre Macht verloren. Das Feuer brennt sie weg. Großvater Feuer, wie manche Indianersprachen die Kraft des Feuers personifizieren, hilft.

## *Auch der Fasten-Weg beginnt mit dem ersten Schritt*

Der Weg in die Mitte deines Lebens beginnt also nicht in der Mitte. Er beginnt immer weit außen und im Äußerlichen. Wie kann ein Weg, der in die Mitte führen soll, schon in der Mitte beginnen?

Der Weg beginnt daher nicht in Ihrem Herzen. Er beginnt nicht in der Tiefe Ihrer Seele. Er beginnt ganz außen mit einem ersten Schritt, mit einer ersten Handbewegung.

Der Weg in die Mitte beginnt immer ganz außen. Also fangen Sie außen an: In Ihrer zweiten Haut, in Ihrem Haus, Ihrem Büro, Ihrem Garten, egal! Und lassen Sie sich helfen von Feuer, Wasser und Erde!

## *Luft*

Aber auch die Luft kann helfen. Sie ist das Himmlische der vier hilfreichen Elemente. Sie ist symbolisch das Element des Geistes, den die Menschen, wenn sie nach Bildern suchen, auch den großen Atem nennen.

Wie reinigt man den Geist? Und zwar auch wieder ganz äußerlich, ohne große spirituelle geistige oder geistliche Kenntnis?

## Segnen

Die wohl schwierigste Last, die wegzuräumen ist, die geradezu weggefastet werden muss, sind all die offenen Geschichten, die die Seele Tag für Tag, Monat für Monat, Jahr für Jahr belasten. Jesus schlug zwar schon vor, sich für jeden Tag nur die Last vorzunehmen, die auch wirklich täglich getragen werden kann. Aber das war leichter gesagt als getan. Er gab uns nicht das Rezept, wie man sich von den alten Lasten befreien kann.

Hier ist es!

Das Beste, was man da tun kann, ist, die schweren Türen der Vergangenheit, die sich schwer hinter einem schließen, zu segnen. So schwer sie auch immer waren und sind.

Denn alles, was man nicht ändern kann, kann man doch ändern, indem man es segnet. Wo der Geist an seine Grenzen stößt, beginnt nämlich die Kraft der Seele. Keiner von uns ist machtlos.

Zentnerschwere Lasten fallen von der Seele, wenn man nur hingeht und die alten Geschichten segnet.

Drei Kreuze male ich zum Segen auf diese schwere, schwere Tür, auf der »Vergangenheit« steht. »In Gottes Namen!« Oder: »Im Namen des Vaters und des Sohnes und des Heiligen Geistes!« Drei Kreuze.

Drei Kreuze schlage ich auf all die Liebsten, die ich verloren habe: »Zieht mit meinem Segen euren Weg in die Ewigkeit! Geht, damit wir Lebenden und Überlebenden den Weg durch die Zeit nehmen können.« Wir brauchen ein reines Herz. Die Lebenden sicher. Aber auch die Toten.

Segnen erleichtert. Versuchen Sie es!

Eine vorsichtige Handbewegung, ein paar leise, gütige Worte, die nicht fromm sein müssen: »Friede sei mit euch, Friede sei mit mir, Friede sei mit uns!« Oder auch: »Ich danke euch für alles!« Mehr nicht. Aber auch nicht weniger.

Segnen reinigt die Luft in den Beziehungen. Segnen verabschiedet sich von alten Rechnungen. Segnen ist der Weg aus der Bedrückung und der Dunkelheit zurück in die lebendige Mitte.

»Benedicere«, das lateinische Wort für diese Übung, heißt wörtlich übersetzt: »Gutes sagen«, Wohlwollendes. Es erinnert an den Segen des achten Gebotes, das lehrt, über andere Menschen nichts Böses zu verbreiten. Es ist für den Weg der seelischen Mitte das Mittel der Wahl. Segnen ist das Breitband-Antibiotikum der Spiritualität.

Segnen ist eine Übung für jedermann. Nicht nur für Priester und Päpste. Die bunten Männer aller Konfessionen und Religionen segnen nur, weil wir oft zu schwach und verstört zum Segnen sind. Priester segnen nur stellvertretend für die Gläubigen. Das ist nicht nichts. Das wirkt auch. Aber jeder, der selber segnet, ist sein eigener Priester und sein eigener Papst.

Und jeder, der segnet, tut es wieder wie bei Feuer, Wasser und Erde nicht nur für sich, sondern für die Stadt und den Erdkreis. Urbi et orbi!

Und was segnen Sie? Was schien Ihnen ungerecht? Was ist schwer zu ertragen? Was braucht unbedingt Ihren Segen?

## Mein Fasten-Tipp 2

**Mach es dir einfach, und such dir Verbündete.**

»Niemand kann alleine warm werden. Fällt er in ein Loch, so hilft ihm ein anderer heraus. Und noch besser ist ein Bündnis von drei Menschen.« Das stammt aus der Weisheit des Volkes Israel und gilt wohl für jede Herausforderung und für jedes Abenteuer, dem sich Menschen stellen. Also gilt es auch für unser Abenteuer.

Suchen Sie sich jetzt menschliche Verbündete. Es gibt Fastengruppen. Es gibt Klöster, die Fastenwochen anbieten. Es gibt Kirchengemeinden. Und wenn Ihnen das alles nicht zusagt, dann annoncieren Sie in einer Zeitung.

Denn für den Weg in eine neue Mitte, dem Sie sich durch Ihr Fasten nähern wollen, sollten Sie sich als Erstes mutige Mitstreiter suchen. Ich habe immer wieder erlebt, wie wichtig solche Mitstreiter sind, wenn sie sich gemeinsam einer Herausforderung stellen:

In den Wochen vor dem Osterfest haben wir uns Abend für Abend in der kleinen, dunklen Kirche getroffen und uns still zueinandergesetzt. Decken und Kissen, Kerzen und eine neue Aufmerksamkeit waren da, um jeden Einzelnen neu wahrzunehmen. Für die kalten Füße lag eine Decke bereit. Gegen den Azetongeruch, der das Verbrennen des Fetts dokumentiert, gab es frischen Pfefferminztee. Und viele Augenpaare nahmen einen liebevollen Kontakt auf.

Solche Fastengruppen sind wie eine Selbsthilfegruppe,

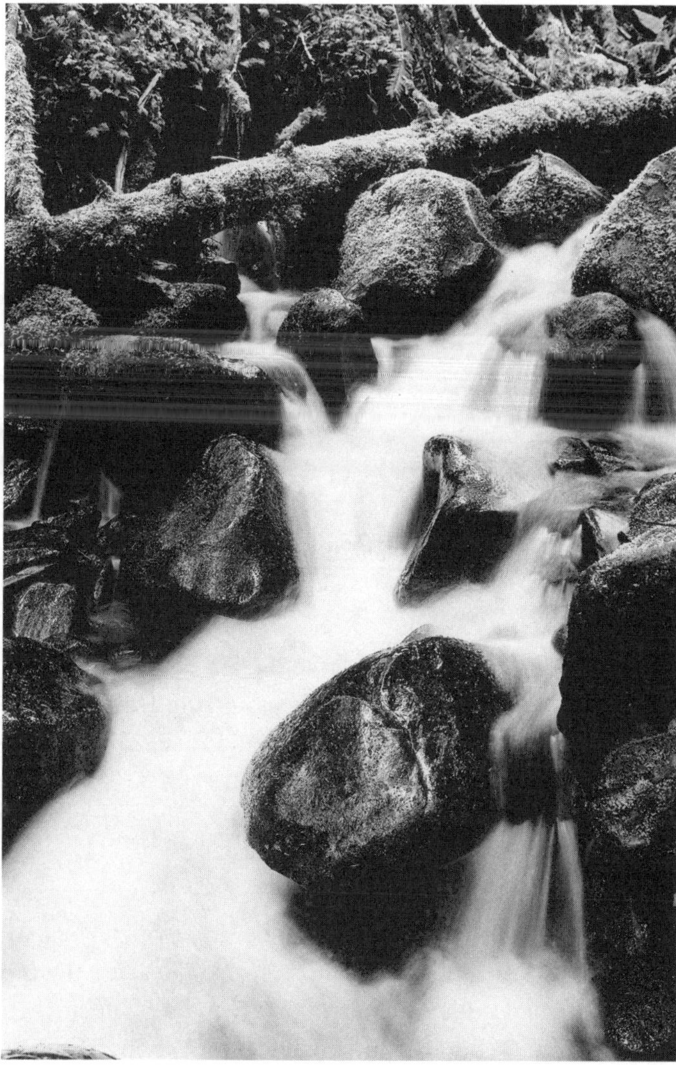

in der nicht der Experte das große Sagen hat, sondern die zusammengelegte Erfahrung. Hier kann man seinen Frust loswerden. Hier gibt es den Rat gegen den Kopfschmerz. (»Versuche es einmal mit einem Einlauf. Das hört sich vorsintflutlich an. Hilft aber meistens.«)

Hier tröstet man den anderen. Hier erzählt man seine Träume und erhält den Buchtipp: Kreativ Träumen (von Patricia Garfield, Ansata Verlag), und hier teilt man das Schweigen und die Freude über das heraufziehende neue Leben.

## Mein Fasten-Tipp 3

**Wenn keine Mitstreiter da sind, such dir natürliche Verbündete.**

Als Verbündete, die man suchen sollte, gelten nicht nur Menschen. Mitstreiten können die Lebenszeit, die Jahreszeit, die Mondzeit, eine besondere Nahrung und Rituale, die zur Disziplin anhalten.

### *Lebenszeit*

Eine besondere Lebenszeit, die sich als Unterstützung anbietet, ist die sogenannte Midlife-Crisis, also die Jahre um die guten vierzig. In den Anfängen unserer jüdisch-christlichen Kultur waren 70 bis 80 Jahre die Fülle des Lebens. Das sind in modernen Zeiten zwar wesentlich mehr. Aber der Termin der Midlife-Crisis verschiebt sich nicht.

Länger ist nur der Herbst des Lebens geworden. Die innere Erfahrung aber, dass man an äußerlichen Kräften nicht mehr weiter wachsen kann, sondern dass die Zeit der inneren Reife gekommen ist, die verharrt bei vierzig Jahren.

Es ist die Zeit, in der die Abteilungsleiter die Chefs übertreffen, die aktiven Fußballer nun Trainer werden und die Mütter ihre Töchter beneiden. Aus Schülern werden Lehrer. Eine Zeit neigt sich dem Ende zu. Die Lernzeit ist vorbei, die Lehrzeit beginnt. Eine andere Zeit bricht an. Und während die erste Zeit erfüllt war, das ganze äußerliche Leben zu erobern, beginnt jetzt eher eine Zeit der inneren Reife, der Stille. Es zieht die Menschen mehr denn je in Erfahrungen der Stille und der Andacht hinein. Sie gehen am Meer entlang, ohne darin toben zu müssen. Der weite Horizont, der Rhythmus des Meeres ist ihnen genug. Es zieht die Menschen in die Stille der Berge.

Und wo die Möglichkeiten gegeben sind, übt sogar die Wüste eine Anziehung aus, die man bisher so nicht kannte. Das Pendel des Lebens schwingt in die Mitte zurück.

Sie sollten die Zeit für sich nutzen. Sie unterstützt Ihren Impuls und hilft.

Wenn Sie mehr Unterstützung suchen, dann nehmen Sie als Jahreszeit den frühen Frühling in Anspruch.

## Jahreszeit

Jahreszeiten haben ihre eigene Seele. Fasten Sie also nicht irgendwann. Fasten Sie, wenn die Natur selber auf Reinigung aus ist. Spätestens im Mai werden Sie wie alles Leben am liebsten aus dem Häuschen sein und wieder Feste feiern wollen. Damit das gelingt, ist jetzt das Fasten dran.

Fasten im Frühling, diese uralte christliche Tradition von Aschermittwoch bis Karsamstag, deutet einmal mehr daraufhin, dass Fasten nicht Abnehmen bedeutet, sondern Aufbruch in ein neues Leben. Genau diese Bewegung der Natur um Sie herum wird Sie stützen. Die zunehmende maßvolle Wärme der Sonne wird Sie stützen.

Je »reiner« Sie in dieser Zeit werden, je weniger Schlaf Sie brauchen, desto wacher werden Sie sein. Sie sehen mit dem Herzen. Sie schauen über den Horizont. Zuversicht steigt in Ihnen auf. Und Zuversicht lockt eine Zukunft für Sie hinter dem Horizont hervor.

Der weise König Salomo aus dem Alten Testament lehrte in seinen Weisheitssprüchen schon, dass ein Leben, eine Ehe, ein Volk, alles, was lebt, ohne Vision zugrunde geht. Jetzt in der Frühlingsfastenzeit steigt die Zuversicht in Ihnen auf wie der Saft in die Bäume.

Fasten im Sommer ist beschwerlich. Die Natur steht quasi still wie die Luft zu Mittag. Ihr Kreislauf muss gegen die Hitze kämpfen.

Aber der Herbst ist wieder hilfreich. Die alte christliche Tradition, mitten im November eine erneute Fastenzeit auszurufen, die 40 Tage bis zum Weihnachtsfest reicht, würde Sie beim Herbstfasten begleiten. Brechen Sie einen kleinen Buchenzweig ab, und betrachten Sie ihn. Er berichtet, worum es geht. Er verliert alle seine alten Blätter. Aber er geht nicht ohne Leben in den Winter. Denn überall da, wo die Blätter waren, kommen ganz versteckt im Oktober, November schon die neuen Knospen heraus.

Herbstfasten gewinnt an Bedeutung, weil wir uns in modernen Zeiten nicht mehr fürchten müssen vor dem mangelnden Nahrungsangebot des Winters. Und der Herbst des Lebens, jenseits der Lebensmitte, ist in den letzten Jahrzehnten so rapide angewachsen, dass man dieses Geschenk des Lebens an uns Menschen intensiver nutzen sollte.

Denn irgendeinen Sinn muss es doch haben, dass wir Menschen auf einmal einen »Herbst« haben, der fast so lang ist wie Frühling und Sommer zusammen!

Warum muss eine Pflanze wie die Bananenstaude sterben, kaum dass sie die Kinder geboren hat, wir Menschen aber können ein zweites Leben leben, nachdem wir unsere biologische Aufgabe längst erfüllt haben? Kann es sein, dass auch dieser lange Herbst eine Wende einleitet, die uns zurück zur Stille, zur Mitte, zur Spiritualität des Lebens führen soll?

Stiller Glanz liegt schließlich über dem Land. Zeit der Reife, der Rückschau, der Bilanz, der Ruhe und der Einkehr aus der Fülle des Sommers und der Fülle der Ernte. Es ist Zeit, sich irgendwo anzulehnen.

Steht in der Frühlingsfastenzeit der Aufbruch im seelischen Vordergrund, dann ist es im Herbst die Dankbarkeit, die aufsteigen wird.

Mit Dankbarkeit kommt man nicht auf die Welt. Dankbarkeit ist kein männliches Prinzip. Bei Dankbarkeit geht es nämlich nicht um Sieg und Verdienst oder was sonst noch dem Tüchtigen zugeschrieben wird.

Leben scheint sich aus Kampf und Gier zusammenzusetzen. Da hat Dank keinen Platz. Der Herbst des Lebens, wo die Kräfte, um Geld und Ruhm zu verdienen, abnehmen, lehrt die Dankbarkeit.

Die Sonne geht auf über Tüchtigen und Faulen, über Dummen und Klugen. Und der Regen fällt ohne Verdienst und Schuldigkeit. Herbst ist die Zeit des Erntedanks und die Zeit, für jeden Tag und jede Nacht des Lebens zu danken.

Es gilt zu entdecken, dass hinter jeder unterschiedlichen Qualität des Lebens, arm oder reich, gesund oder krank, alt oder jung, eine andere Ebene wartet, entdeckt zu werden: nämlich, dass wir überhaupt leben und leben dürfen. Wer diese Tiefe erleben will, muss sich trennen von vielen inneren und äußeren Ansprüchen.

## *Fasten nach dem Mondkalender*

Und dann gibt es einen alten Gesellen, den ich in meiner Fastenpraxis lange unterschätzt habe. Der gute alte Mond. Bei abnehmendem Mond gelingt die Sache besser. Das gelingt bei den Kilos, die immer noch einige von Ihnen in den Augen haben, augenscheinlich ebenfalls besser.

Aber der abnehmende Mond, der in die Dunkelheit führt und in der Mitte des Neumondes neues Leben ankündigt, der hilft, in die eigenen Dunkelheiten zu wandern. Er scheint unter den Fastenden mehr den Frauen gutzutun als den Männern. Sie sind mit ihrer Mensis schließlich der Frau Luna verwandter als wir Männer.

# Kriegs-Fasten

## Gut gegen Böse, der Jo-Jo-Effekt der Kriege

*»Fasten stiftet Frieden.
Fasten kann alle lehren, die Liebe zu
überflüssigen Dingen und die Neigung
zu Feindseligkeiten aufzugeben.«*

Basilius der Grosse

Wer auf dem Weg in eine geheimnisvolle Mitte ist, von der aus sich alles klärt und erklärt, trägt und ertragen werden kann, der hält Ausschau nach einer Ordnung, die hinter allen Dingen und Ereignissen steckt. Ja, er ist auf seinem Fastenweg den Spuren dieser Ordnung ein ganzes Stück des Weges gefolgt. Der Fastende hat sich dem Rhythmus des Lebens anvertraut. Feiern und Fasten, Sommer und Winter, Geben und Nehmen. Das Muster ist klar: Das Leben ist auf Ausgleich aus. Und die Anschauungen, die Theorien der uralten religiösen Systeme sahen es ähnlich. Es ging nie um ein bestimmtes Ziel, das auf Erden erreicht werden müsste. Der Weg war das Ziel. Im Rhythmus des Lebens mitzutanzen war das Ziel. Das buddhistische Rad ist das Symbol ewiger Wiederkehr. Aber auch in unseren keltischen Wurzeln taucht das Sonnenrad ewiger Wiederkehr auf.

Das Wissen um Wiederkehr und Voll-Endung war in alten Zeiten auch der Grund aller religiösen Zeremonien. Mit ihrer Hilfe versuchten die Menschen, eins zu werden mit den Ebben und Fluten des Lebens. Demütig unterwarfen sie sich der göttlichen Ordnung und der Ordnung der Natur. Die kleinen Menschen unterstellten sich dem Großen.

## Männliche und weibliche Ordnung

Nur stellt sich nun unter den Menschen mit den Jahrhunderten und Jahrtausenden eine merkwürdige Rollenverteilung zwischen Männern und Frauen ein. Sie setzen sich unterschiedlich mit dieser Ordnung auseinander.

Während die Männer weniger auf Ordnung, Schönheit und Kosmos fixiert scheinen, lieben die Frauen aller Kulturen nun gerade diese.

Während die Männer das Mehr, Mehr, Mehr auf alle ihre Fahnen geschrieben haben, auf Kriegsfahnen, Wissenschaftsfahnen, Kultfahnen und Sexfahnen, da spezialisieren sich die Frauen, die nicht erobern können, weil sie mit ihren Kindern ortsgebunden leben müssen, auf die Imitation dieser Ordnung von Mutter Natur.

So sind es bis auf den heutigen Tag die Frauen, die Ordnungen hochhalten. Sie achten bis in ihre tiefsten körperlichen Erfahrungen hinein auf dieses Zunehmen und Abnehmen.

Sie schmücken sich. Sie malen sich an.

Sie achten die Formen.

Sie beobachten sich mit wachen Augen, ob alles in Ordnung und schön ist.

Sie achten auf den Ausgleich in den Familien.

Sie achten auf den Ausgleich zwischen Gesundheit und Krankheit. Sie pflegen die Beziehungen.

Sie pflegen eben nicht nur sich.

Sie pflegen die Ordnungen.

Das ist in seinem Ursprung sehr archaisch. Frauen nehmen in der Schwangerschaft zu und geben ihre Kinder ab. Mehr noch: Sie nehmen mit der Geburt des Kindes wieder ab. Und sie entgiften mit der Geburt ihrer Kinder, der Nachgeburt und während der Stillzeit ihren eigenen Körper. Es ist ein tiefes Abgeben, damit das Leben weiterwächst. Es ist ein anderes Fasten mit denselben Folgen.

Schönheit, Schmuck und Ordnung, die in der alten griechischen Sprache »Kosmos« heißen, sind die Domäne der Frauen. Sie sind das Muster, das Paradigma, dem Frauen aller Kulturen folgen.

## Schönheit, Ausgleich, Harmonie

Es scheint, dass nach gewaltigen Jahrtausenden der von Männern geprägten Eroberungskulturen die Zeit der Frauen erst kommt oder wiederkommt. Das Pendel der Geschichte geht wieder durch die Mitte. Denn das Paradigma der Männer, das »Mehr, Mehr, Mehr«, das Zunehmen, Erobern, Siegen und Wachsen um jeden Preis ist in einer Krise. Auch »Krise« ist ein griechisches Wort und bedeutet: »Kurve, Biegung«. Es geht also um die Kurve. Das Pendel geht in die andere Richtung. Der Imperialismus auf allen Ebenen scheint an einer Grenze angekommen zu sein. Die Zeit der scheinbaren und wirklichen Freiheitskämpfe neigt sich dem Ende.

Hätten die Frauen ihre Männer nicht darauf hinweisen können, dass all die Kriege und Gegenkriege, die gerechten und ungerechten Kriege, sehr an den Jo-Jo-Effekt erinnern, der bei falschem Fasten eintritt? Haben sich nicht die Kriege der Männer so aufgeschaukelt, dass ein Entrinnen nur durch eine riesige Katastrophe möglich wurde? Platzen als Ausweg? Sprengungen als Fortschritt? Katastrophen als Teil einer größeren Ordnung, die nicht billigt, dass ein Abnehmen und Verlieren nur als Motivation für einen neuen Angriff dient.

Die neue Ordnung, die Ordnung der Frauen aber heißt Harmonie, Schönheit, Ausgleich. Und zu dieser Ordnung gehören das Abnehmen und Geben so wesentlich wie das Nehmen. Es geht nicht mehr nur um Mehr! Es geht um Ausgleich. Was dem Körper und der Seele recht erscheint, das muss der Politik unter den Menschen billig sein.

Und während die Ökonomie der Männer immer noch dem alten Kriegspfad traut, auf dem die Männer um das Mehr, Mehr, Mehr ihre Kriege führen und damit von einer ökologischen Krise in die nächste schlittern, zeigen die Frauen mit ihrem spirituellen Interesse an Geben und Nehmen, Schönheit und Ordnung den neuen Weg. Es ist der uralte Weg des Regenbogens.

# Es geht um Geduld

Die Männer unserer Kultur hätten es schon seit dreitausend Jahren wissen können. Ihre Priester erst recht. Denn im Traumwissen der jüdisch-christlichen Kultur gibt es diesen Paradigmenwechsel von Sieg und Niederlage zum Ausgleich unter den Gegensätzen schon. Im Mythos von der Sintflut nämlich scheitert ein hebräischer Wüstengott mit männlichen Zügen, der für seine Ideale, Güte und Gerechtigkeit, gewinnen will. Er verliert den Krieg gegen das Böse. Die Sintflut begräbt nicht das Unrecht. Das Böse lebt. Und an die Stelle des rächenden, kriegführenden Gottesbildes tritt ein Regenbogen an den Himmel mit einer eindeutigen Botschaft:

Es sollen nicht aufhören Saat und Ernte, Sonne und Regen, Winter und Sommer! Es geht um Ausgleich. Es geht um Geduld. Es geht um eine neue Mitte, die Abnehmen so anerkennen muss, wie der Mond es scheinbar auch tun muss. Es gibt nichts Böses zu bekämpfen. Es geht um einen anderen Umgang miteinander, bei dem das Böse als Teil des Guten begriffen wird. Alles hat seine Berechtigung und Botschaft.

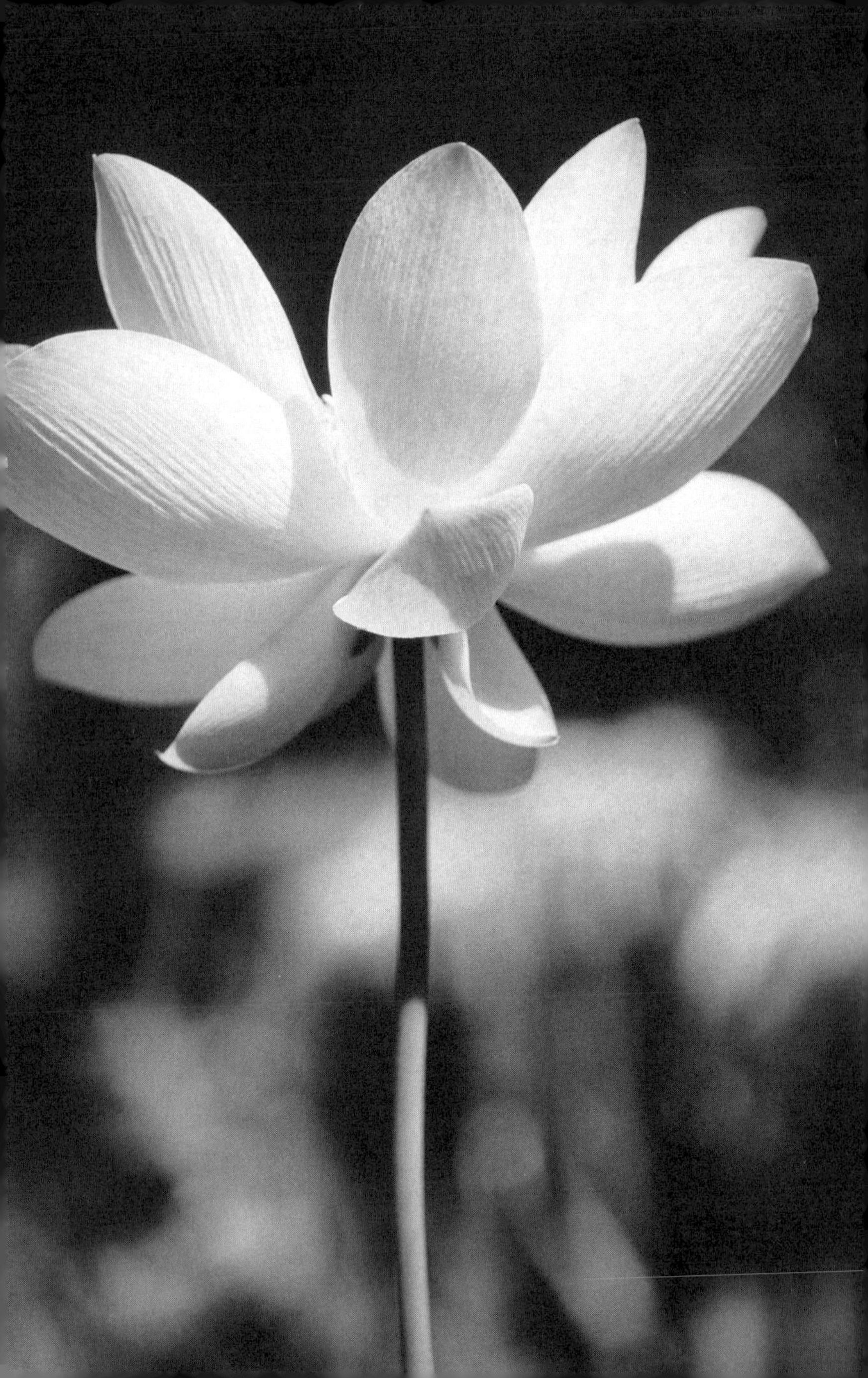

# Achtung: Suchtgefahr!

*»Sehnsucht schafft Sucht.*
*Sucht nach Freiheit.*
*Sucht aber schafft neue Abhängigkeiten.«*

Mathias Jung

Auch Fasten braucht ein Maß. Ja, erst recht das Fasten braucht ein Maß. Schließlich sind wir auf einer Abenteuerreise, auf der die Kraft des Maßes wiederentdeckt werden kann.

Maßlos fasten geht genauso wenig wie maßlos essen und trinken, tanzen und beten. Alles, was ohne Maß geschieht, wird zur »Sünde«, wie sie in der Tradition Jesu beschrieben wird.

Das Maß aber ist die wahre Medizin. Dieser Weisheitssatz aus der Antike gilt über alle Zeiten hinweg. Und er gilt auch für das Fasten und den Weg in die Mitte. Das Maß kann dem Fasten und der Mitte erst ihren Sinn geben! Fasten ist der Trainingsweg, dem Leben wieder ein rechtes Maß oder überhaupt erst wieder ein Maß zu geben.

In der modernen Fastenbewegung verstecken sich viele Menschen, besonders Frauen, die ihr Abnehmen, ihre Magersucht und ihre Bulimie als Fasten ausgeben. Unter dem

Mäntelchen des Maßes herrscht die Maßlosigkeit. Es gibt kein besseres und intelligenteres Versteck.

Das ist kein Weg in die Mitte. Jede suchtartige Ess-Störung ist eine Krankheit zum Tode.

## Die »Fastenkrankheit«

Das zeigt sich extrem an der »Fastenkrankheit« Bulimie, der Ess-Brech-Sucht.

An dieser Stelle einmal davon abgesehen, welche seelischen Prozesse innerhalb der Familien sich in Bulimikern Bahn brechen, geht es hier um eine doppelte Sucht: Fress-Sucht und Brech-Sucht. Was gibt es da zu verstehen und zu beachten?

Jede Form von Sucht – Alkohol, Tabletten, Arbeit, Drogen – inszeniert im Grunde eine »Anhängigkeit«. Die Sprache lehrt: Jemand hängt an der Flasche. Jemand hängt an Tabletten. Suchtkranke hängen an etwas. Sie pflegen geradezu falsche Freundschaften, weil die richtigen nicht gelingen wollten.

Ein Haben, irgendetwas, irgendein Stoff ist an die Stelle des Seins, an die Stelle von irgendjemand gerückt: Alkohol, Tabletten, Arbeit, Ehre, Aussehen etc.

Generell imitiert jede Sucht die jedem Menschen innewohnende heilige Krankheit: die Sehnsucht. Das immerwährende Pendeln unseres Lebens um die Mitte herum ist Sehnsucht. Damit niemand vom Wege abkommt, sorgt sich das Leben mit der Sehnsucht, die uns innewohnt, um uns.

Und weil wir lebenslang auf der Lebensbahn unterwegs sind, ist dieses unsichtbare seelische Orientierungs-Programm immer eingeschaltet. Das Leben kann nicht ruhen, also braucht es immer Korrektur und ein Wissen, wo der Nordstern ist.

Der Nordstern der Seele heißt aber: seelisches Gleichgewicht. Und seelisches Gleichgewicht garantieren nur die Erfahrung und die Reise in die Mitte.

## Sehnsucht

Immer ist das Leben in uns in Bewegung. Immer zieht es uns wohin. Und sind wir dort angekommen, zieht es uns wieder woanders hin. Das Pendel des Lebens hat Sehnsucht. Als wenn ein unsichtbares Gummiband es immer wieder in die Mitte zieht.

Weg von den Extremen, weg von der Einsamkeit, weg von der Gefahr, weg vom Tod, weg von einem Teil, weg aus nur einer Richtung, weg von nur einer Wahrheit, weg, weg, weg!

Und dann geht es in die umgekehrte Richtung: Hin, hin, hin in die Mitte.

Sehnsucht ist eine Krankheit.

Sie ist jedem Menschen inne. Irgendetwas scheint ihm zu fehlen. Und so fragt der Arzt auch: »Was fehlt dir?« Und gemeinsam macht man sich auf die Suche, wenn man sich denn im modernen Medizinbetrieb überhaupt die Zeit nimmt, diese blaue Blume der Sehnsucht zu suchen.

Bei heimwehkranken Menschen kann man besonders gut beobachten, wohin es sie zieht und was ihnen fehlt. Es fehlt an Zugehörigkeit, es fehlt die zugehörige Herde, es fehlt die imaginäre Mitte, von der aus sich in alle Himmelsrichtungen schwingen und wandern lässt.

Sehnsucht in all ihren Formen ist eine heilige Krankheit. Sie bewahrt uns vor einsamem Tod in den Extremen.

## Ess-Störungen

Wo diese Krankheit aber nicht gesehen und gelebt wird, nisten sich die Süchte als Ersatzhandlungen und Ersatzbefriedigungen ein. Die richtigen Freunde werden durch die falschen ersetzt.

Nimmt man die wachsende Zahl an essgestörten Menschen unserer westlichen Zivilisationen ernst, dann kommt von ihnen eine Kritik und eine ernsthafte Warnung an die ganze westliche Herde der Menschheit.

Und die lautet: Ihr geht den Weg der Völlerei! Ihr geht den Weg des Zuviels! Zu viel Essen. Zu viel Trinken. Zu viel Haben. Zu viel Lärm. Zu viel Geschwindigkeit! Einfach viel zu viel von Allem.

Sucht uns verlorene Schafe! Wir geben doch das Signal, damit ihr uns hört! Holt uns zurück in die Herde, und ihr werdet in diesem Augenblick auch euren eingeschlagenen Weg kritischer sehen lernen.

Moderne Ess-Störungen wie die Bulimie sind das gesellschaftliche Signal, dass wir die Mitte und die Ordnung verloren haben.

## Hingabe als Lebensziel

Dass uns das Abnehmen und Abgeben so schwerfällt, ist für ein Kind nur ganz natürlich. Es kann nicht abgeben. Es darf nicht abgeben. Es darf nicht fasten. Umgekehrt lautet der Marschbefehl der Neugeborenen: Kinder müssen von ihrem ersten Tag an das Nehmen und Zunehmen lernen. Und wo sie als Baby nicht zunehmen, da sind sie gefährdet. Jede junge Mutter achtet darum darauf, dass ihr Kind das beizeiten lernt und übt. Aber dieses Nimm-Programm von Mutter Natur geht nicht endlos in uns weiter. Es ist nur ein Nehmen und Annehmen und Zunehmen, dem als Antwort darauf ein Geben und Abgeben und Abnehmen entspricht und entsprechen muss. Es geht im Leben nicht nur um Nehmen und Haben.

Es geht auch um das Abnehmen und das Loslassen und das Sein. Im Nehmen und im Geben vollendet sich ein gelungenes Leben, das um die Mitte kreist. Das Nehmen findet im Abnehmen sein menschliches und natürliches Maß. Das Annehmen des Lebens findet im Loslassen und Sterben seine Entsprechung und Vollendung.

So ist über dem ganzen Leben eines Menschen das Muster zu erkennen, dem wir uns während des Lebens in einzelnen Übungen zuwenden. Zuerst das Nehmen, dann das Abnehmen!

Das größte Geschenk, das dabei jeder Mensch anzunehmen lernen muss, ist sein Leben selbst. Niemand hat es verdient. Das Leben kommt durch Mutter und Vater auf ihn und verdankt sich doch einer höheren Macht und Ordnung. Und wie ein Baby mit kleinen Fäustchen auf die Welt kommt, so scheint nur dem sterbenden Menschen das Leben gelungen zu sein, der im Laufe seines Lebens seine Hände öffnen konnte. Zuerst das Festhalten, dann das Loslassen! Das steckt als Lehr- und Lernstoff hinter allen Herausforderungen und Prüfungen des Lebens.

Dabei ist das Annehmen und Nehmen schwieriger, als es auf den ersten Blick scheint. Nicht nur essgestörte Teenager und Twens haben ihre liebe Mühe damit. Einer der tiefen und verborgenen Gründe liegt oft darin, dass das ganze Leben nicht angenommen worden ist. Es fällt so schwer. Es scheint zu schwer.

Viele von ihnen können vor lauter schweren Bäumen den bergenden Wald des Lebens nicht mehr sehen. Das Bergende ist versteckt und muss erst freigeräumt werden. Dass diese Kranken und Gekränkten überhaupt leben, ist ihnen angesichts der Art, wie sie leben oder leben müssen, nicht als Geschenk aufgegangen, das sie auch als geschenkten Gaul, dem man nicht ins Maul schaut, zu akzeptieren haben.

Annehmen und Zunehmen sind aber erst die Voraussetzung, das Leben auch wieder aus den Händen zu geben. Der Weg des Fastens ist somit nicht nur ein Weg in die Mitte zurück. Er ist auch ein Weg, der den Lebensweg als Ganzes wieder in den Blick des Herzens nimmt. Fasten ist dann eine Übung der Hingabe.

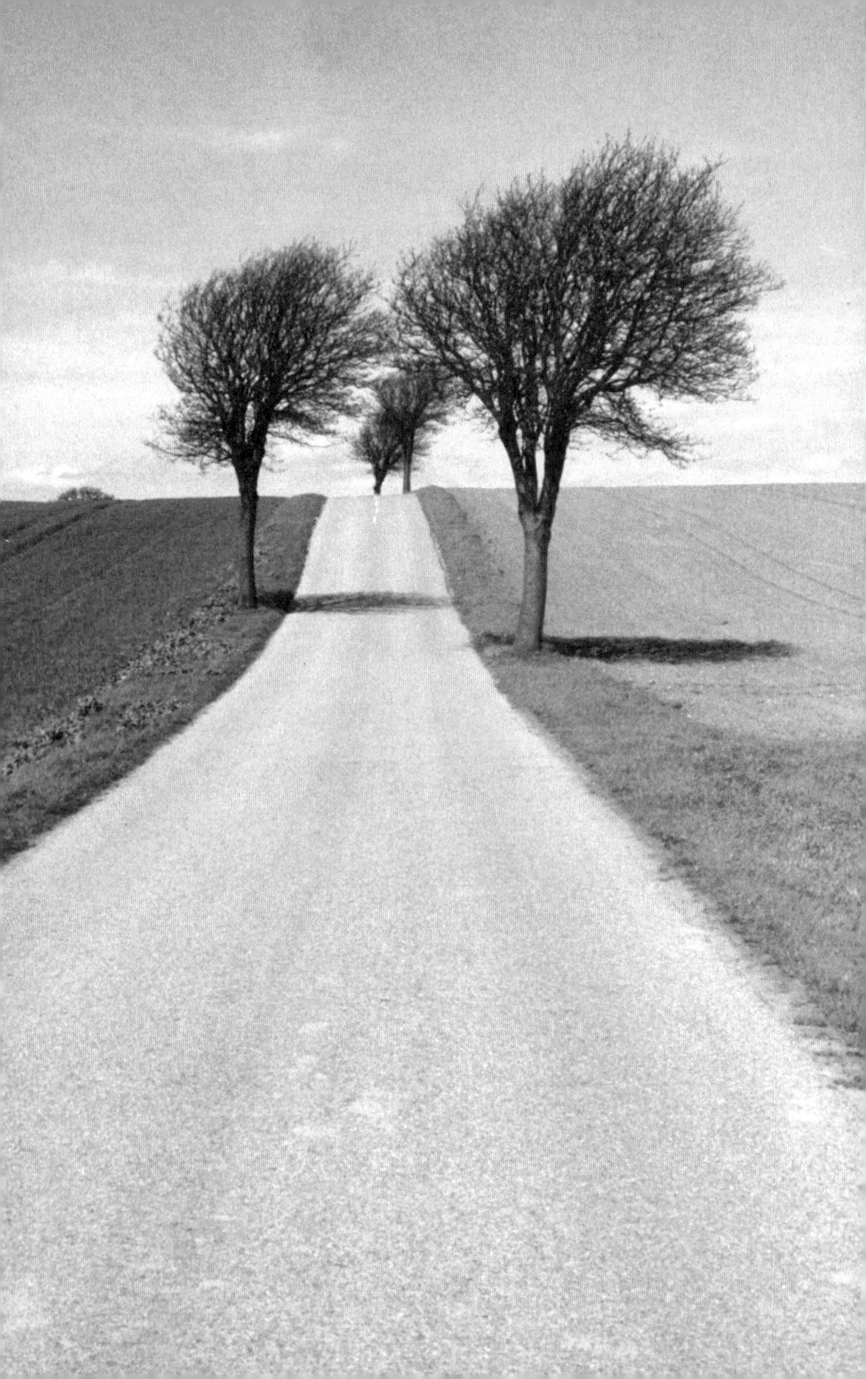

# Der befreiende dritte Fastentag: Hausputz für die Seele

*»Die Religion verspricht eine sichere Ankunft, jedoch nicht einen bequemen Weg.«*

Chinesisches Sprichwort

Die meisten Menschen, die sich zum ersten Mal auf das Abenteuer einer persönlichen Fastenerfahrung einlassen, empfinden die ersten drei Tage als hart. Man möchte am liebsten aufgeben, wenn der Hunger quält, denn Fasten in der konsequentesten Form ist eben eine Art Nulldiät. Zumindest das erste Mal sollte man nur unter ärztlicher Aufsicht fasten.

Ziel des Fastens ist aber nicht, den Körper zu peinigen, sondern die Seele zu wecken und Körper, Geist und Seele zu verwöhnen. Gewöhnlich dauert es drei Tage, bis der Körper seinen Frieden mit dem Fasten macht.

Um den dritten Tag herum legt sich der große Hunger, und ab dann ist Fasten nicht mehr eine körperlich quälende Erfahrung. Die seelische Erfahrung wird ab dann das Entscheidende. Es stellen sich heilsame Intuitionen ein.

Zum Beispiel:

- Wie viel Zeit wir mit Einkaufen, Nahrungszubereitung, Essen und Trinken gewöhnlich verbringen, ohne tiefe Freude dabei oder danach zu empfinden.
- Wie viel Geld wir dafür ausgeben, uns vollzustopfen.
- Dass wir Hunger eigentlich gar nicht mehr kennen – wohl aber Heißhunger, also Gier auf bestimmte Nahrung, und meist sind es nicht gesunde, vollwertige »Lebens-Mittel«, sondern ungesunde, oft kalorienreiche »Nahrungsmittel« oder gar Suchtmittel.
- Dass wir die Dinge, die den Heißhunger stillen sollen, meist nicht bewusst genießen, sondern hinunterschlingen.
- Dass die belegten Brötchen von Fast-Food-Ketten in Form und Schmiegsamkeit irgendwie an die Mutterbrust erinnern.
- Dass die Auslagen in den Supermärkten allein aufs Auge abzielen, dass wir aber nicht mehr den Anflug einer Ahnung von dem haben, was in den »appetitlichen« Verpackungen drin ist, wer es dort hineingetan und wer es – oft um den halben Globus – zu uns gebracht hat.
- Dass Traditionsberufe wie Bauer, Metzger, Bäcker fast schon ausgestorben sind.

Positive Intuitionen, Gedanken und Empfindungen stellen sich ebenfalls ein, und sie sind bedeutender.

Zum Beispiel:

- Trotz körperlicher Schwächung durch geringere Nahrungsaufnahme zeigt sich ein Gefühl von neuer Kraft. Wer fastet, spürt, wie viel Kraft allein der Verdauungsapparat täglich beansprucht.
- Trotz Ermattung zeigt sich ein Gefühl von neuer Frische. Die übliche Verdauungs-Müdigkeit fällt weg. Müde werden wir nach dem natürlichen Tagesrhythmus. Abends – und nicht immer wieder mal über den Tag verteilt.
- Der Schlaf ist nicht sehr tief, dafür sehr erholsam.
- Unser Körper wird lebendiger.
- Unser Geist bringt uns in der Nacht mehr Träume.
- Morgens beim Aufwachen springen wir nicht aus dem Bett, sondern das Aufstehen wird ein sanftes Hinübergleiten aus unserer inneren Welt in die Welt um uns herum, und zwischen beiden wird nicht mehr so klar unterschieden.
- Wir bekommen ein neues Gefühl für Träume. Träume werden nicht nach dem Aufwachen vergessen. Sie bleiben im Wachbewusstsein noch bei uns. Gottes Traumbotschaften erreichen endlich wieder unsere Seele.

Neue Kraft und neue Frische, der Stolz darauf, durchgehalten zu haben, ein neues Selbstgefühl, ein wacheres, aber nicht von Eitelkeit geprägtes Selbstbewusstsein – das ist der Lohn der ersten Fastentage.

Noch aber sind wir so etwas wie Tagelöhner. Erst etwa der siebte Tag ist dann der große Zahltag.

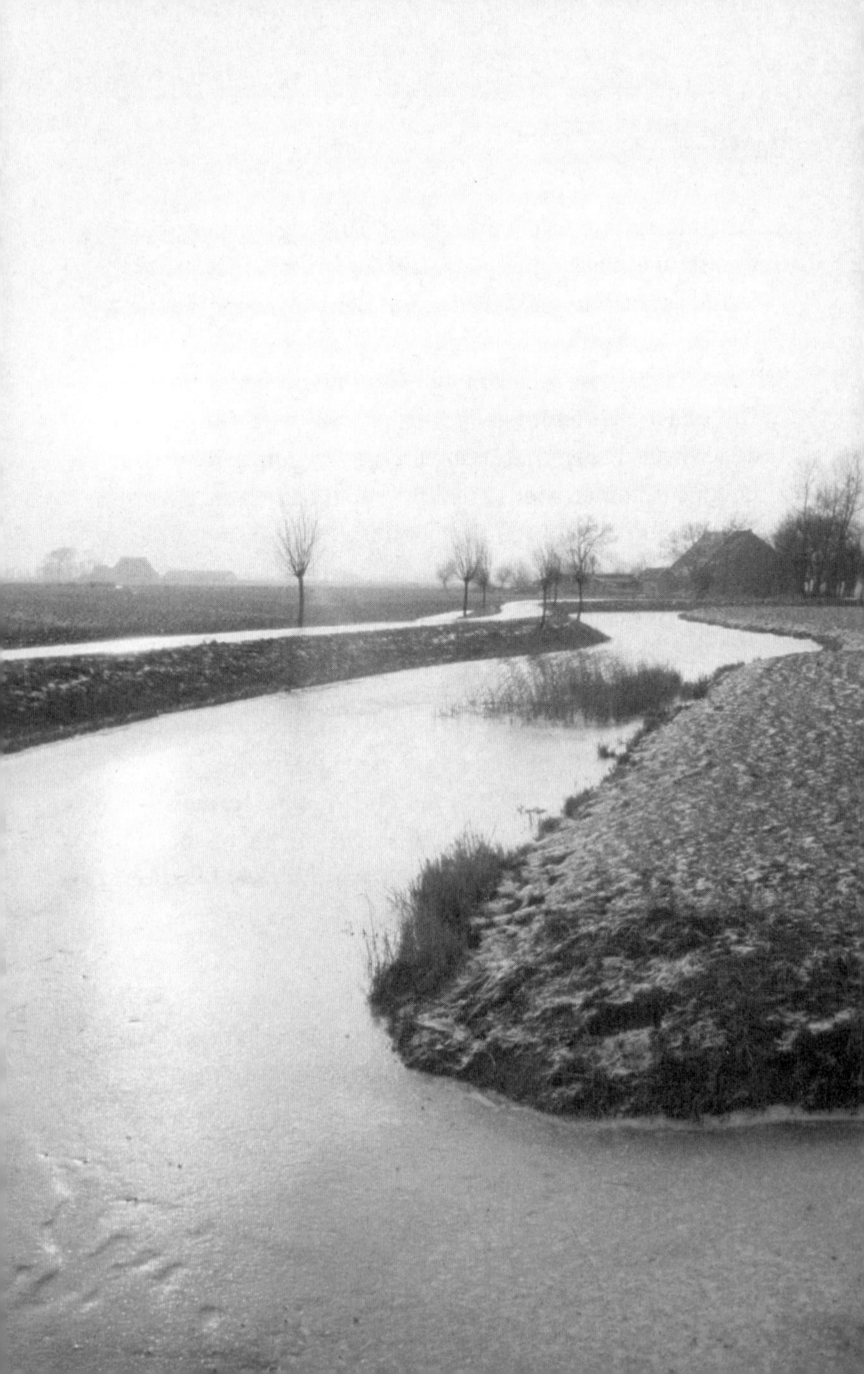

# Der magische siebte Fastentag

*»Ich könnte auf das Fasten ebenso wenig verzichten wie auf meine Augen; was diese für die äußere Welt sind, ist das Fasten für die innere Welt.«*

Mahatma Gandhi

Nach einigen Fastentagen spielt dann der Hunger überhaupt keine Rolle mehr. Der Gedanke an ein großes Essen mit mehreren Gängen, sogar an unser Lieblingsgericht, erscheint irgendwie absurd. Insofern dient Fasten tatsächlich dem Abnehmen.

Abgenommen wird uns zusätzlich die Angst, wir könnten ohne das Frühstücksei, ohne das Schnitzel mit Pommes und Salat, der ja gesund ist, verhungern.

Nach einigen Fastentagen hat auch der Körper »entschlackt«. Über »Schlacken« im Körper gibt es eine spannende Diskussion. »Schlacken im Körper sind wissenschaftlich nicht nachgewiesen«, sagen die Klugen. Oder: »Ein richtig ernährter Körper scheidet alles Ungedeihliche von allein aus.«

Dann kommen die noch Klügeren zu Wort. »Fasten bedeutet Mangelernährung. Wenigstens die wichtigen Vitamine und Mineralstoffe müssten zugeführt werden.« Gern sagen das die Anbieter von Nahrungsergänzungsmitteln.

Hören Sie sich das alles ruhig an, bis Sie Ihre eigene Erfahrung gemacht haben.

## Kilos weg – Also weg aus der Fastenkur?

Nach einigen Fastentagen haben die meisten Fastenden tatsächlich auch ein paar Kilos verloren. Wer das zum Ziel hatte, kann das Fasten jetzt abbrechen und bald darauf wieder damit anfangen. Denn das Fasten war dann nichts weiter als irgendeine »Diät«. Und der Jo-Jo-Effekt – Gewicht runter, Gewicht wieder rauf – kommt so sicher wie das Amen in der Kirche.

Besser ist es, während des Fastens überhaupt nicht auf die Waage zu steigen. Wer wirklich wissen will, woher der Wind weht, braucht ja auch keine Wettermeldungen. Und wer sich leichter fühlt, muss sich das nicht durch ein paar Striche auf der Dezimalwaage wissenschaftlich oder amtlich bestätigen lassen. Das Gefühl allein reicht als gutes Signal doch völlig aus.

Wenn Sie doch auf die Waage steigen, sagen Sie nicht: »Ich habe ein paar Kilos verloren«, sondern: »Ein paar Kilos haben mich verloren.« Damit sprechen Sie Ihrer Idealfigur, die so lange eingepolstert war und jetzt schon etwas von sich zeigen kann, aus dem Munde. Und Sie beginnen, sich von allen Ängsten und Zwängen, die Sie um das Essen herum haben, zu lösen. Der füllige Mensch, das sind nicht Sie, das ist Ihr ICH mit Panade, »im Schlafrock«!

## Fasten reinigt den Geist und die Seele

Etwa um den siebten Fastentag stellen Sie eine magische Veränderung an sich fest. Sie spüren die Leichtigkeit des Seins. Sie sind ganz bei sich. Sie leben im Hier und Jetzt – entspannt, statt »ganz verkrampft im Wenn und Aber«. Sie erleben, was in der buddhistischen Philosophie als »Achtsamkeit« bezeichnet wird, geistes-gegenwärtig, statt geistesabwesend.

All diese Worte sind wertvoll, aber leider durch ihren häufigen Gebrauch abgenützt. Deutlicher wird, was gemeint ist, durch die Beschreibung eines rastlosen Menschen. Der Flensburger Philosophie-Professor Wolfgang F. Schmid nennt ihn den Menschen »ohne Augenblick«:

»Der Mensch ohne Augenblick denkt voraus und nicht an das, was ist. Wenn er erwacht, denkt er daran, sich zu waschen. Wenn er sich wäscht, denkt er ans Frühstück. Während er frühstückt, liest er die Zeitung oder denkt an die Fahrt zur Arbeit. Wenn er zur Arbeit fährt, denkt er an die vielen Gesprächstermine. Wenn er Gespräche führt, hört er nicht hin und denkt an das, was er noch zu erledigen hat oder was er am Abend tun wird. Wenn er endlich Feierabend hat und nach Hause fährt, freut er sich auf das Abendessen. Wenn er zu Abend isst, denkt er an den Film, den er sehen möchte.

Während er sich den Film anschaut, denkt er daran, dass er bald schlafen gehen muss, weil er sonst unausgeschlafen ist. Wenn er zu Bett geht, denkt er an den morgigen Tag, und wenn er schläft, träumt er vielleicht von dem, was er versäumt hat.«

Ein solcher Mensch, sagt Schmid, kommt in der Gegenwart niemals an. Solch ein Mensch ist nicht bei sich, sondern hält sich »entweder in der Vergangenheit auf oder verliert sich in der Zukunft«.

Der »Mensch ohne Augenblick« ist ganz offensichtlich nicht »bei sich«. Denn sein Denken ist nie bei dem, was er gerade tut.

## Fasten befreit von dem, was Körper, Geist und Seele trennt

Stellen Sie sich einmal bildlich vor, dass Sie aus drei Personen bestehen, dass Sie eigentlich ein Drilling sind: zwei Männer – *der Körper* und *der Geist* – und eine Frau – *die Seele.*

Wenn Sie fasten, dann fasten diese drei Personen mit unterschiedlichen Erfahrungen. Der so oft geforderte, geschundene, gestresste, vernachlässigte, überernährte, aber mangelhaft ernährte Körper rebelliert anfangs. Zu trinken bekommt er, aber er will essen. Mit jedem Fastentag, den Sie durchhalten, aber spürt der Körper, dass er nicht verhungert, sondern sich sehr gut auf die Situation einstellen kann.

Der Geist meldet sich anfangs, wie so oft, als Bedenkenträger: »Schädigst du uns drei, die Seele, den Körper und mich, wenn du fastest?« Mit jedem Tag aber zeigt der Körper dem geschwätzigen Geist, dass er mit seinen Bedenken und Befürchtungen einfach einmal die Klappe halten kann.

Fasten wirkt hier tatsächlich als Reduktions-Diät. Der Geist sinkt in sich zusammen, wie ein Spuk, der verschwindet. Wer fastet, wird wohltuend denkfaul. All das »Du hättest sollen, wollen, müssen, dürfen« findet nur noch reduziert und ab dem magischen siebten Fastentag eigentlich überhaupt nicht mehr statt.

Geleitet wird der Fastende immer stärker vom Körper und seiner Weisheit. Sie bekommen ein Gefühl dafür, wie der Körper alles unmerklich regelt, was »Leben« heißt. Wie er nicht mehr durch Leiden und Krankheitssymptome auf sich aufmerksam machen muss, weil die sanften Worte seiner Körpersprache bisher nicht gehört worden sind. Also schweigt auch er. Und Sie sind ganz Seele.

## Wie die Seele uns jetzt gute Gefühle schenkt

Die Seele ist »die Hüterin des Hauses«. Sie nimmt Botschaften auf und reagiert rasch, aber oft unverständlich.

Sie warnt vor Gefahren – etwa wenn sich etwas außerhalb unseres bewussten Wahrnehmungsfeldes bewegt: ein Auto, das von rechts so schnell herankommt, dass es uns, die wir am Steuer stur geradeaus blicken, die Vorfahrt nehmen könnte.

Die Sprache der Seele ist immer ein Gefühl, in dem Beispiel ist es ein Schreck. Am Steuer erleben wir eine Schrecksekunde, wir treten spontan auf die Bremse, und dann erst merken wir, warum wir es getan haben – eben weil ein Auto uns möglicherweise die Vorfahrt genommen hätte.

Die Seele warnt uns auch durch andere Gefühle, durch Wut, durch Angst und Trauer. Und wenn wir diese Gefühle nicht ernst nehmen, wenn sie bei uns bleiben über längere Zeit, schlagen sie sich körperlich nieder als psychosomatische Krankheiten. Anhaltende Trauer kann depressiv machen. Gestaute Wut kann zu Bluthochdruck und Herzinfarkt führen.

Anhaltende Angst ist Ursache und Energiespender für die beiden erwähnten Krankheiten und eine Pandorabüchse für weitere geistige, körperliche und seelische Leiden.

Ab etwa dem siebten Fastentag aber spielen Leiden und negative Gedanken und Gefühle keine Rolle mehr. Sie sind erst einmal »entschlackt«. Der Geist ist ruhig, er schlägt keine alten Schlachten mehr, er macht keine neuen Zukunftspläne. Der Körper verrichtet seine Arbeit klaglos und meldet sich nur noch, um zu zeigen, dass es Zeit ist für Ruhe oder für Bewegung.

Wer fastet, hält sich entweder zu Hause auf oder in einer Klinik, in einem Kloster oder an anderen sicheren Orten. Die Seele muss dort nicht mit negativen Emotionen wie Wut, Trauer, Ekel, Angst oder Schreck vor möglichen Gefahren warnen. Und endlich kann sie sich ihren schöneren Aufgaben widmen, zu denen sie so oft nicht kommt.

Beim Fasten sind wir geborgen. Äußerlich ganz praktisch, weil wir an beschützten Orten fasten. Und innerlich geben Körper und Geist »a Ruh«. Geborgenheit ist der Zustand, in dem die Seele sich mit positiven Emotionen zu Wort melden kann. Die drei wichtigsten sind Freude, Neugier und Zufriedenheit.

Freude ist ein Glückszustand, der genauso schwer zu beschreiben ist wie das Gegenbild: die Trauer oder – wenn sie lange anhält – die Melancholie. Trauer und Melancholie führen zu einem Rückzug von der Teilnahme am Leben.

Der depressive Mensch »dümpelt so vor sich hin«, ohne dass ein anderer oder er selbst sagen könnte, warum er sich so fühlt.

Dem Depressiven erscheinen die Dinge des Lebens und das eigene Leben, der eigene materielle und geistige Besitz wie Strandgut, das das Meer an Land gespült hat. Man sieht's, aber man weiß nicht, was es soll. So hat es der amerikanische Theologe und Harvard-Professor Harvey Cox einmal ausgedrückt, und er hat gewusst, wovon er redet, weil er seine Erfahrungen mit der Depression in einem Buch geschildert hat.

Freude äußert sich in »Unternehmungslust«, mit dem Willen zur Teilnahme am Leben – gleich, was das Leben bietet oder von uns fordert.

Neugier heißt: Die Unternehmungslust konzentriert sich auf irgendeine, gerade für wichtig empfundene oder – zum

Beispiel im Beruf oder bei sonstigen Pflichten – als wichtig hingestellte Aufgabe. Auf sie konzentrieren wir uns. Neugier fesselt uns.

Mihaly Csikszentmihalyi, einer der großen Psychologen unserer Zeit mit einem für Nicht-Ungarn unaussprechlichen Namen, hat diesen Zustand in seinen Bestsellern als »Flow«, als »Fließen«, beschrieben. Er hat einmal seinen Bruder besucht, der damals 80 Jahre alt war. Der Bruder hatte ein Hobby, die Mineralogie. Eines Sonntags hat er Steine unter einem Mikroskop betrachtet, und irgendwann konnte er nichts mehr richtig erkennen. Waren es die Augen? Nein. Er hatte nicht gemerkt, dass er zehn Stunden über dem Mikroskop gesessen hatte. Und es war die aufziehende Abenddunkelheit.

Zufriedenheit ist das positive Gefühl, das die Seele am schwersten mitteilen kann, weil Zufriedenheit Zeit braucht, bis wir sie spüren, manchmal eine ganze Stunde, die die Engländer die »happy hour« nennen. Man sitzt in der »happy hour«, der »glücklichen Stunde«, wie die alten Menschen in den Mittelmeerländern vor dem Haus und horcht in sich und in die Welt hinein.

Der Tag, das Jahr, das Leben ziehen vor dem geistigen Auge vorüber. Ein »Film des Tages« oder des Abends wird betrachtet, an manchen Stellen wird eingegriffen, damit die Bilder stimmig werden – und in diesem Geschehen tritt jener Zustand ein, den wir Zufriedenheit nennen. Wir sind ausgesöhnt mit Gott und der Welt – und das ist keine leere Floskel. Die Seele steht nämlich auch in Kontakt mit jener

zweiten Wirklichkeit, die wir Gott nennen, d
Ethik, die Moral.

Zufriedenheit stellt sich ein, wenn unser Tun u
den Werten entspricht, die für uns wichtig sind. Und
der Zufriedenheit spüren will, kommt an dieser Stelle
Jesus vorbei«.

*zt gute Gefühle schenkt*

len Himmel, die
nd Lassen
keiner,
»an

# Sie werden nicht abnehmen, wenn es Ihre Seele nicht will

*»Jeder Zwang ist Gift für die Seele.«*

Ludwig Börne

Glauben Sie doch bitte nicht, dass Sie durch Diät, Fasten oder Hungern Ihr Idealgewicht erreichen könnten, ohne Ihren idealen Lebensweg zu finden. Abnehmen ist keine Frage der Kilos und der Waage. Abnehmen ist keine Frage der Figur. Abnehmen ist keine Frage des Bauches. Abnehmen ist eine Frage des Mutes!

Abnehmen ist eine Frage der Seele. Sie werden nur abnehmen, wenn Sie entschlossen sind, einen anderen Lebensweg, Ihren Lebensweg, Ihren idealen und nur für Sie vom Himmel entworfenen Lebensweg endlich selber zu gehen und sich nicht einfach weiter treiben zu lassen, mal den Kiloberg hoch und dann wieder resigniert runter. Sie sind kein Jo-Jo! Sie sind ein Mensch!

Sie werden nur abnehmen, wenn Sie die heilsame Kraft der Disziplin kennenlernen und akzeptieren. Das ist wie bei einem Sportler. Er muss immer trainieren, um erfolgreich und glücklich zu sein. Ohne Disziplin läuft kein Leben rund.

Das ist wie bei einem Mönch und einer Nonne: Sie müssen jeden Tag früh aufstehen, um wach zu bleiben und mutig. Ohne Disziplin erreicht kein Leben ein gutes Ziel.

Das ist genau das, was Elisabeth Noelle-Neumann, die Grande Dame der Demoskopie und Beraterin der Mächtigen und Erfolgreichen, formuliert hat: »Jeder Tag braucht eine Herausforderung! Jeder Tag braucht Mut! Jeder Tag braucht Bewährung, wenn das Leben gelingen soll.«

In der Fastenzeit können Sie probehalber die ersten Schritte machen, die zurück auf Ihren für Sie vom Himmel entworfenen Lebensweg führen. Fastenzeit ist geradezu ein »Schnupperkurs« des Lebens.

Wenn Sie im Frühjahr fasten, wie es Tradition ist, zwischen Aschermittwoch und Ostern, haben Sie sieben Wochen für Fasten-Versuche Zeit.

Treffen Sie mit sich selbst und Ihrer Seele eine Verabredung: Auf was will ich verzichten? Auf Süßigkeiten? Auf Zigaretten? Auf Fernsehen? Auf Schokolade? Auf Klatsch und Tratsch? Denn auch das macht dick und schläfrig! Sein Idealgewicht und seinen Weg finden bedeutet aber stets, wach sein zu wollen.

Also, nutzen Sie doch die Chance, dass in diesen sieben Wochen vor Ostern in fast jeder Kirchengemeinde oder Volkshochschule Fastenkurse stattfinden, die den Jo-Jo-Diäten so hoch überlegen sind wie der Himmel über die Erde.

# Und die Bibel hatte doch Recht

Wenn es denn ein Allheilmittel gibt, dann ist es seit 2000 Jahren schon bekannt. Aber weil es in der für viele Menschen altmodischen Bibel steht, brauchte die wissenschaftliche, moderne Medizin Jahre um Jahre, um sie ganz neu zu entdecken. Die Medizin heißt: beten und fasten! Und der Arzt hieß: Jesus von Nazareth.

Moderne Kliniken und Sanatorien entdecken Jesus, den Arzt! Und so wunderte es mich auch gar nicht, bei dem Besuch einer psychosomatischen Klinik im Allgäu am Eingang der uralten Jesus-Christus-Medizin zu begegnen. Da standen gleich an der Pforte die Fastenvereinbarungen, denen sich jeder Patient unterziehen muss.

Wer wirklich neu geboren werden will, wer von seiner Krankheit genesen will, wer endlich die Botschaft seines Körpers und seiner Seele lesen lernen will, der muss zuvor abschalten. Im wahrsten Sinne des Wortes: abschalten!!!

Der muss das Telefon abschalten, das Radio, die Zeitung und das Fernsehen, seinen Zigaretten- und Alkoholgenuss (?) und die Schokolade zwischendurch auch. Es gibt keine süße Belohnung mehr von außen! Denn die Belohnung von innen, vom Herzen und von der Seele, freut sich darauf, endlich, endlich wahrgenommen zu werden.

Und wenn der Gast in der Klinik sich in der Zeit seines Aufenthaltes wirklich wiederfinden will, dann muss er zu Anfang sogar seine Familie abschalten. Kontaktsperre im Namen Jesu! Kontaktsperre im Namen der verloren gegangenen Mitte des Lebens. Kontaktsperre, um sich auf den Weg zu sich selbst zu machen. Wer bin ich? Was fehlt mir? Was will ich wiederfinden? Heilfasten für die Seele!

Und dann erzählen mir Ärzte und Patienten von ihren Erfolgen. Sie erzählen, wie mit Beten und Fasten jahrelange Depressionen überwunden wurden. Heilung ist möglich! Wie Panikattacken und Ess-Störungen langsam in sich zusammensackten. Heilung ist möglich! Und alles mit dem uralten Jesusprogramm!

Und einem Fastenden, der sich seit Wochen mit dem Beten schwertut, rate ich, das Fastenprogramm auch auf seine Religion auszudehnen. »Beten Sie nicht mehr zu Ihrem Gott! Schweigen Sie, bis die Tränen kommen und die Sehnsucht, ein Kind des großen Himmelvaters zu sein.«

## Fasten ist Befreiung von Lasten

Zu viele Kilos sind eine Last. Sie loszuwerden befreit. Aber es gibt in Ihrem Leben sicher auch anderen Ballast. Gehen Sie einmal Ihr Bücherregal durch.

Sprechen Sie mit einigen Büchern. »Dich habe ich seit vielen Jahren nicht in die Hand genommen. Glaubst du daran, dass ich dich je lesen werde? Fühlst du dich wohl in dem Regal? Oder weißt du einen Menschen, bei dem du dich wohler fühlen würdest?«

Warten Sie einfach auf Antwort. Vielleicht meldet sich das Bücherregal persönlich: »Danke. Endlich. Ich wollte schon lange abspecken. Damit du unter all dem Schund die wichtigen Bücher findest.«

Auch Ihre Möbel, Ihre Truhe, Ihre Kisten auf dem Dachboden und im Keller können Sie »zur Sprache bringen«. Wenn Sie zum Fasten noch nicht bereit sind, lassen Sie doch Ihre Dinge für Sie fasten. Nicht nur für Ihren Körper gilt, dass weniger oft mehr ist.

Ein gutes Fastenrezept, das für Ihr Wohlempfinden sorgen kann, ist, Ihre Wohnung zu entschlacken. Dabei hilft das alte chinesische Wissen von der Harmonie aller Dinge: Feng-Shui! Wem das Wort zu chinesisch vorkommt, dem gebe ich ein bekanntes griechisches Wort: Kosmos! Das meint dasselbe. Dahinter steckt das Wissen, dass das Leben nur gelingt, wenn alles mit allem in Harmonie und Verbindung abläuft. Die Welt ist ja wie ein Körper, ein Leib, in dem die Energien fließen müssen: Blut, Atem, Elektrizität!

Also: Wie entschlacken Sie nach Feng-Shui Ihre Wohnung? Im Grunde genommen geht das sehr einfach! Wenn Ihre Wohnung auch ein kleiner Kosmos sein soll, ein Ort, an dem die Energien fließen, dann entrümpeln Sie sie erst einmal. Dann nehmen Sie sich in diesen Tagen jeden Gegenstand vor, der sich in Ihrer Wohnung befindet, und stellen ihm drei Fragen:

1. Liebe ich dich?
2. Brauche ich dich?
3. Wann werfe ich dich endlich weg?

Mit diesen drei Fastenfragen gehen Sie durch Ihr ganzes Haus. Und alles, was Sie wirklich brauchen, bleibt an seinem Ort. Keine Sorge! Und alles, was Sie wirklich lieben, darf auch bleiben. Aber alles, was Sie nur nicht wegwerfen wollen, weil es eines Tages ja gebraucht werden könnte, fliegt raus. Ihre Wohnung ist eben kein Hamsterbau – genauso wenig wie Sie selber ein dicker Hamster sind!

Also weg damit! Raus damit! Alles, was in Ihrer Wohnung nur herumsteht, verlangt nämlich unbemerkt von Ihnen Aufmerksamkeit und Energie. Das sind alles Kräfte, die Sie jetzt besser einsetzen können. Alles raus an die frische Luft! Denn es ist Fastenzeit. Und wer es beim Fasten mit sich selbst am schwersten hat, der hat jetzt einen gefunden, den er mit aller Strenge behandeln kann.

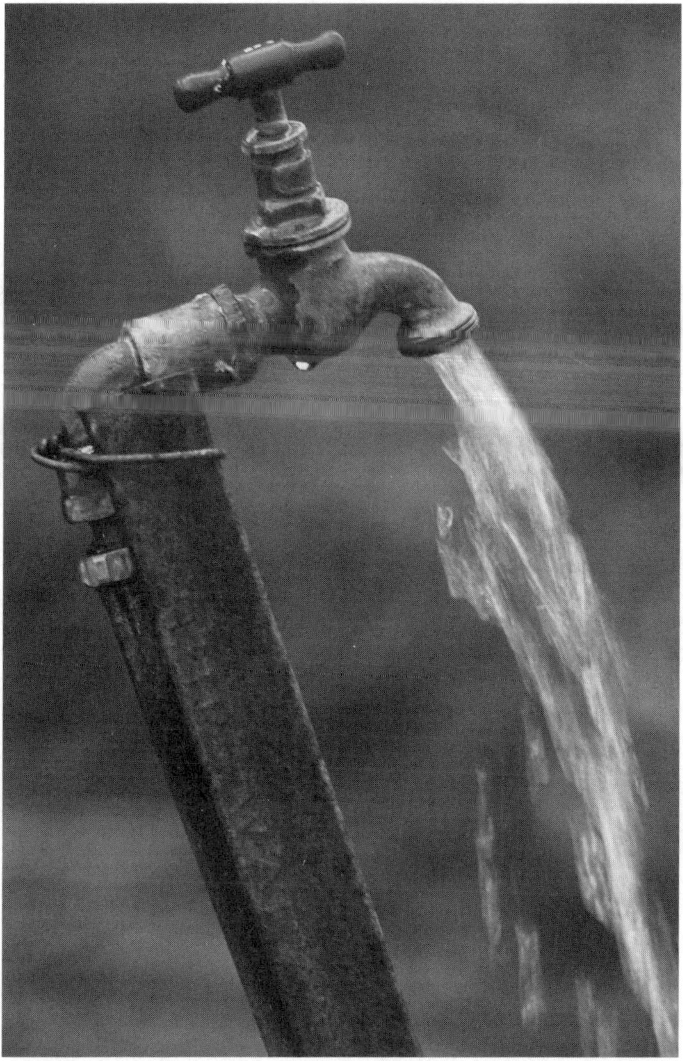

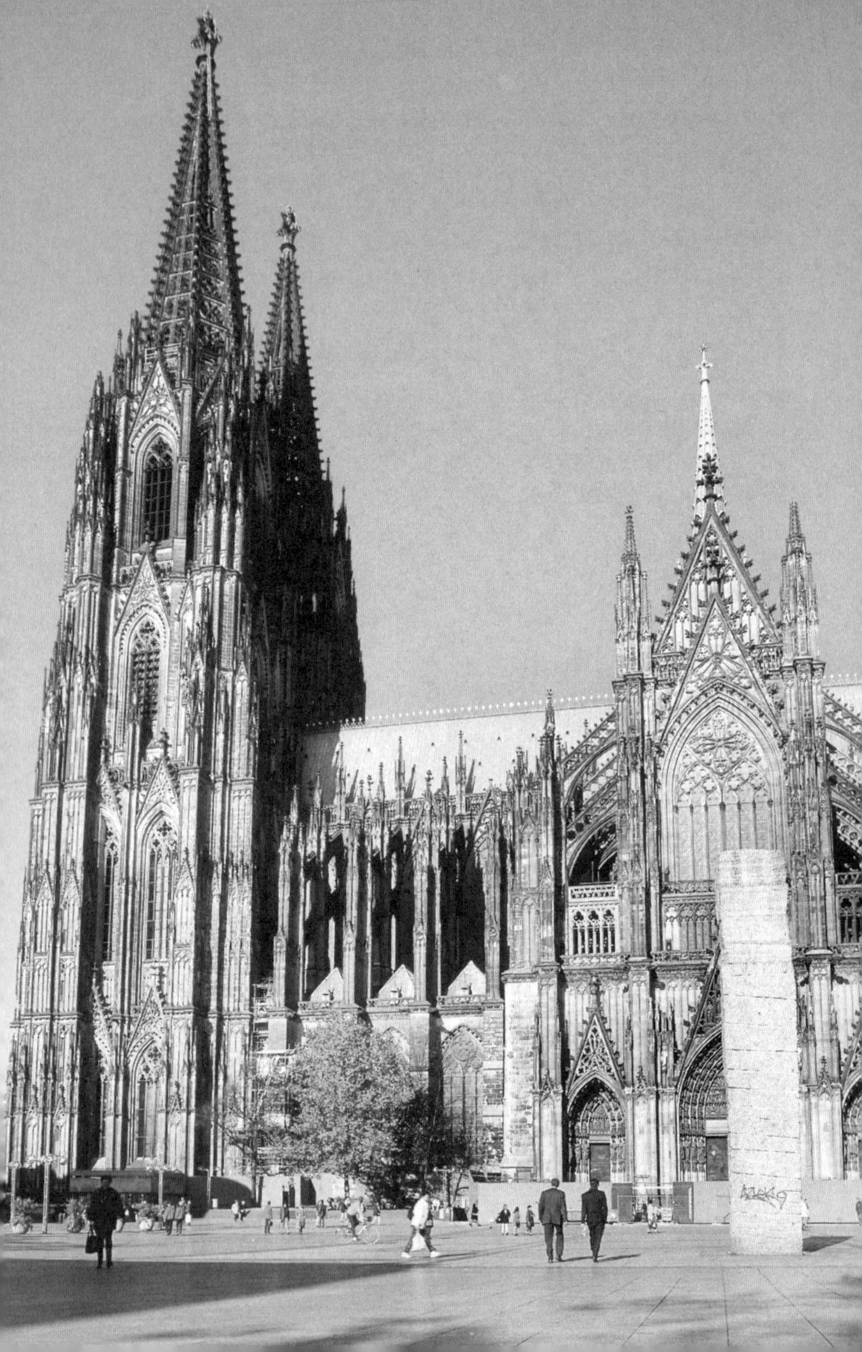

# Liebe geht durch den Magen, Religion auch

> *»Wollt ihr das Volk bessern, so gebt ihm statt Deklamationen gegen die Sünde bessere Speisen. Der Mensch ist, was er isst.«*
>
> Ludwig Ritter von Feuerbach

Die Kirchen entdecken das Fasten wieder. Es kommt heraus aus den exklusiven Zirkeln der Klöster und Seminare. Fasten wird wieder dorthin gebracht, wo es hingehört: unters Volk.

Ordensbruder Niklaus Brantschen, der Jesuit, Pater und Zen-Meister (siehe Seite 65) hat den Grund genannt: »Mitten im Leben, mitten in Entscheidungssituationen werden die Tugenden konkret.« Fasten ist da das richtige Training, denn es führt uns in unsere Mitte und so auch mitten ins Leben – für viele Menschen zum ersten Mal wieder seit der frühen Kindheit, als die Welt noch in Ordnung war.

Alle, die entscheiden, erziehen und führen, brauchen eine tragfähige Orientierung, die immer vertieft werden muss durch Übungen. Und dieses Übungsfeld stellen die Kirchen mit ihren Fastenangeboten zur Verfügung. Und durch Fastenbegleitung.

## Wer fastet, spürt wieder Ordnung und wird so zur Führungskraft

Dr. Alois Kothgasser, Erzbischof von Salzburg, nutzt das Internet, um seine Gemeinde durch die Fastenzeit zu geleiten. »Die Fastenzeit dauert nur noch gut eine Woche«, schrieb er kurz vor Ostern 2005.

»Wenn Sie bisher schon gefastet haben, dann haben Sie vielleicht schon erfahren: Wer fastet, spürt, wie ›Ordnung hervortritt‹. Eine Ordnung, in der die Hin-Ordnung auf Gott leichter fällt. Das ist der Sinn der österlichen Fastenzeit: sich vorzubereiten und ›hinzuordnen‹ auf das Geheimnis von Tod und Auferstehung Christi.«

Und dann zitiert er eine Textstelle der Deutschen Messe von Franz Schubert:

»Noch lag die Schöpfung formlos da, nach heiligem Bericht. Da sprach der Herr: Es werde Licht! … Und Leben regt und reget sich, und Ordnung tritt hervor.«

Kothgasser über den Sinn des Fastens: »Im Frühling erleben wir, wie Gottes Schöpfung unter der Wärme und dem Licht der Sonne sich regt, erwacht und sich entfaltet. Wie können wir Menschen uns entfalten? Was bringt Licht in unser Leben? Jesus sagt: ›Ich bin das Licht der Welt‹ (Johannes 8,12). Beim Fasten öffnen Sie Ihr Leben für dieses Licht.«

## »Ziel des Fastens ist, sich leer zu machen. Nur so findet Gott etwas vor, wo er einkehren kann.«

Zögerlicher und zugleich praktisch zupackender nutzen die evangelischen Christen die Fastenzeit und das Internet. Beispiel: www.ekhn.de/inhalt/glaube/kirchenjahr/passion/bibel.htm – die Buchstaben »EKHN« stehen für »Evangelische Kirche Hessen-Nassau«.

Christinnen und Christen unterstreichen dies, indem sie auf eine oder mehrere liebgewonnene Gewohnheiten wie beispielsweise Fernsehen verzichten. Fernseh-Fasten? Immerhin.

Alkohol-Fasten oder Süßigkeiten-Fasten wird auch empfohlen, bekannter geworden ist aber die Aktion »Sieben Wochen ohne«, gemeint war anfangs: ohne Auto.

Unter dem Motto »Heilsam in Bewegung kommen« beteiligen sich die EKHN und das Bistum Mainz an der Aktion »Auto-Fasten« in Rheinhessen.

Ziel dieser Aktion zu Beginn der Fastenzeit ist, den alltäglichen Umgang mit dem Auto zu hinterfragen, nach Alternativen zu suchen und diese auszuprobieren. Während der Passionszeit rufen die Kirchen und die beteiligten Institutionen (Verkehrsbetriebe, Umweltverbände) dazu auf, das eigene Auto möglichst stehen zu lassen. Eine gute Gelegenheit, mal wieder in Bewegung zu geraten, so die Veranstalter in ihrem Aufruf.

Die Kirchen kommen »heilsam in Bewegung« und auf

Menschen zu, die seit Jahren und Jahrzehnten strengstes Kirchenfasten praktizieren. »Sieben Wochen ohne« ist die Fastenaktion der Evangelischen Kirche in Deutschland. Sie wird organisiert und betreut vom Gemeinschaftswerk der Evangelischen Publizistik (GEP) in Frankfurt. »Sieben Wochen ohne« ist eine Stammtisch-Idee aus dem Jahr 1983. Nach einer fröhlichen »Kneipenrunde« beschloss eine Gruppe von Journalisten und Theologen, sieben Wochen lang, von Aschermittwoch bis Ostern, auf einigen Gebieten zu fasten.

Jeder ist eingeladen, und dies ist ein guter Einstieg, sich dem Fasten zu nähern: »Sieben Wochen ohne« will Menschen einladen,

- eingeschliffene Alltagsgewohnheiten zu überdenken,
- auf liebgewonnene »Sünden«, z.B. Alkohol, Nikotin, Süßigkeiten, zu verzichten,
- zu klären, was Lebensqualität ausmacht,
- Platz zu schaffen für Veränderungen,
- neue Perspektiven zu entwickeln,
- durch Konsumverzicht Solidarität mit Benachteiligten zu zeigen.

Weiter heißt es: »Weniger ist mehr. Wo Verzicht ist, ist Platz für Neues.« Inzwischen machen Jahr für Jahr mehr als zwei Millionen Menschen bei »Sieben Wochen ohne« mit.

Weitere Teil-Fasten-Gebiete für »Sieben Wochen ohne«, aber auch »Sieben Wochen mit« sind: Ich werde

- fasten und einige Zeit ganz auf Nahrung verzichten;
- nicht rauchen;
- Zeit haben für die schwierigen Dinge des Lebens;
- mich gut fühlen;
- den Fernseher ausschalten und das Radio wieder entdecken;
- weniger oder gar nicht Auto fahren;
- Briefe schreiben;
- kein Fleisch essen;
- am Abend spazieren gehen;
- Tagebuch schreiben;
- besser zuhören;
- meine Freunde treffen;
- keinen Alkohol trinken;
- Zeit für mich haben;
- beenden, was ich begonnen habe;
- wieder Klavier spielen.

## Fastentradition in den Weltreligionen

### *Hinduismus*

Fasten spielt im Hinduismus eine große Rolle. Der gläubige Hindu hat das Ziel, das »Rad der Wiedergeburten«, das auch die Wiederkehr der Leiden symbolisiert, zu durchbrechen.

Konzentration, Yoga und Fasten sind Schritte auf diesem Weg, den auch Mahatma Gandhi beschritten hat. »Mahatma« ist ein Ehrentitel, den der indische Dichter Tagore mit Gandhis Namen verknüpft hat: »Große Seele«.

Hindus leben viel asketischer als Buddhisten – und manchmal religiös fanantisch. Fastenvorschriften existieren nicht, Fasten ist Teil allgemeiner spiritueller Praxis, die Gott im Alltag wirklich werden lassen soll.

Fasten wird auch als Methode gegen Krankheiten angesehen, bei Anzeichen einer Krankheit wird Fasten empfohlen – ähnlich den Tieren, die Nahrung verweigern, wenn es ihnen nicht wohl ergeht – also »fasten«. Fasten gilt als natürliches Heilmittel, ähnlich wie Licht, Luft und Sonne, aber auch Ruhe – speziell für den Magen. Reinigung des Körpers und Versorgung mit neuer Energie sind ein wichtiges Ziel. Geraten wird, sich von medizinischen Experten durch das Fasten geleiten zu lassen, um möglichen Schäden vorzubeugen.

## Judentum

Im Judentum wird Fasten als Weg zu einem »Sinneswandel« angesehen. Fasten, gar noch gepaart mit Selbstkasteiung, wird nicht geachtet, und verachtet wird, wenn aufgrund des Fastens in Nichtstun verfallen oder das Thora-Studium vernachlässigt wird. Empfohlen wird Fasten trauernden Menschen. Gefastet wird – immer von gesunden Menschen, nicht von kranken – auch vor dem größten jüdischen Fest, Jom Kippur im September oder Oktober, dem Versöhnungstag zwischen Gott und den Menschen und den Menschen untereinander.

## Buddhismus

Von Siddharta, dem jungen Buddha, wird berichtet, dass er für seine spirituelle Entwicklung gefastet hat, bis er »sein Rückgrat durch seinen Magen spüren konnte«. Seine Erfahrung mit dieser Selbstkasteiung aber führte ihn zur Erkenntnis, dass sie nur Erschöpfung und keine Erleuchtung bringt.

Extremes Fasten ist dem Buddhismus wesensfremd. Zentraler Kern ist der »Mittlere Weg« zwischen Extremen wie Selbstkasteiung und Leben im Überschwang. Zeitweiliges Fasten hat den Rang einer spirituellen Übung auf diesem »Mittleren Weg«. Nicht nichts zu essen, sondern mit wenig auszukommen. Reduktion ist der Weg in der Fastenzeit, Reduktion von Worten, Taten und Nahrung, um Zeit und Konzentration für die Meditation zu gewinnen.

Reue für begangenes Unrecht ist mit Fasten gepaart. Ebenso eine Abkehr von »schlechtem Karma« wie Selbstsucht, Reichtum, Ruhm oder negativen Gedanken.

Sie werden eingetauscht in zwischenmenschliche Strebungen, Bescheidenheit, Selbstlosigkeit, Geduld und Mitgefühl. Leiden nimmt ein Buddhist auf sich in der Gewissheit, sie von anderen dadurch fernzuhalten oder andere davon zu befreien.

## Islam

Für Mohammedaner gilt im Monat Ramadan 30 Tage Fastenpflicht. Der islamische Kalender richtet sich nach dem Mondjahr, nicht nach dem Sonnenjahr, weshalb der Monat Ramadan innerhalb des Sonnenjahres keinen genau festgelegten Zeitraum hat, Beginn und Ende schwanken nach unserem Kalender in einer Bandbreite von etwa zehn Tagen.

Fastenpflicht besteht zwischen Sonnenaufgang und dem abgeschlossenen Sonnenuntergang. Fastenpflicht besteht für Essen und Trinken, aber auch für Rauchen, Parfüm und Geschlechtsverkehr, auch für Klatsch und Tratsch, Streit und anderes nicht angepasstes Sozialverhalten. Das Böse soll überwunden werden, die Zerstrittenen sollen sich versöhnen.

Das tägliche, abendliche Fastenbrechen wird mit gutem Essen und Einladungen an Freunde, Verwandte und Bekannte gefeiert. Gräber werden besucht. Kinder und arme Menschen werden beschenkt.

## Christentum

Im Christentum ist Fasten für Jesus im Neuen Testament bezeugt. Die Urchristen haben gefastet, die 40-tägige Fastenzeit von Aschermittwoch bis Karsamstag geht auf Athanasius von Alexandria zurück und ist eine der ältesten religiösen Traditionen: maximal eine Mahlzeit am Tag und eine kleine Zwischenmahlzeit am Morgen und am Abend.

Theologische Diskussionen ranken sich seit Jesu Zeiten um das gottgefällige und das heuchlerische Fasten. Als nicht gottgefällig gilt von der Hierarchie erzwungenes Fasten, ebenso Fasten, um Gott durch Einhaltung kirchlicher Gebote zu »zwingen«, gleichsam »Pluspunkte« im Himmel gutzuschreiben.

Der deutsche Kirchenreformator Luther hat den Wert des Fastens als eine freiwillige »leibliche Zucht« anerkannt. Weshalb die Reformatoren Luther und Zwingli forderten: »Der Mensch darf jederzeit jegliche Speise essen«. Der Schweizer Reformator Huldrych (Ulrich) Zwingli hielt das Fasten für ein unbegründetes Gebot: »Kein Christ ist zu den Werken, die Gott nicht geboten hat, verpflichtet. Er darf also zu jeder Zeit jegliche Speise essen.«

Die Reformation bekämpfte den Gedanken einer Verdienstlichkeit des Fastens, gleichwohl Luther den Wert einer leiblichen Zucht anerkannte.

Im Protestantismus findet sich das Fasten nicht. In einer Predigt über das Maßhalten erklärt Luther:

»Es ist keinesfalls verboten, was zur Ehre sowie zur Lust

und Freude gereicht. Der Apostel Petrus will keine sauer dreinsehenden Heiligen mit Heuchelei und Schein eines asketischen Lebens haben. Gott hat nichts dagegen, dass du dich nach deinen Möglichkeiten kleidest, schmückst und vergnügst. Allein, es muss bei einem bestimmten Maß bleiben. Essen, trinken, kleiden sind uns ja weder zur Notdurft noch zur Ehre und Freude verboten worden. Nur: dass wir dabei nicht unflätig und Schweine werden und so die Vernunft schändlich begraben.«

Luthers Bestreben war, den Menschen selbst in die Verantwortung für sein Tun und Lassen zu nehmen und ihn so der Vormundschaft der kirchlichen Autoritäten zu entziehen.

An anderer Stelle sagt er:

»Wahr ist, dass ich gesagt habe, beichten sei ein gutes Ding. Ebenso wehre ich nicht dem Fasten, Wallfahrten, Fischessen, Feiern usw. Aber doch so, dass dies frei geschehe und niemand es so tue, als müsse er es tun, um des Gewissens willen und weil er sonst die Gefahr einer Todsünde liefe, wie der Papst mit seinen Blindenführern tobt. Das Gewissen wollen und sollen wir frei haben in allen Werken, die nicht dem Glauben oder der Liebe zum Nächsten dienen. Beichte nur getrost, faste fröhlich, wenn du willst, aber denke nicht, es müsse sein und du tuest Sünde, wenn du es lässt, oder du könntest vor Gott damit deine Sünde sühnen. Denn mit solcher Meinung fällst du vom Glauben und bist nimmermehr ein Christ.«

Gott lieben »von ganzem Herzen, von ganzer Seele,

von ganzem Verstand, von aller deiner Kraft« und »deinen Nächsten lieben« sind die zentralen Forderungen des Christentums und nicht die Erfüllung kirchlicher Maßregeln.

Beiden Kirchen gemeinsam ist, dass die Fastenzeit mit der Passionszeit zusammenfällt, mit der Erinnerung an die Leiden Christi. Fasten als Intensivierung des Gefühlslebens kann so zur Unversöhnlichkeit des Christentums beigetragen haben – anders als die Fastentage von Moslems und Juden jeweils am Jahresende und mit deutlicher Richtung auf Aussöhnung.

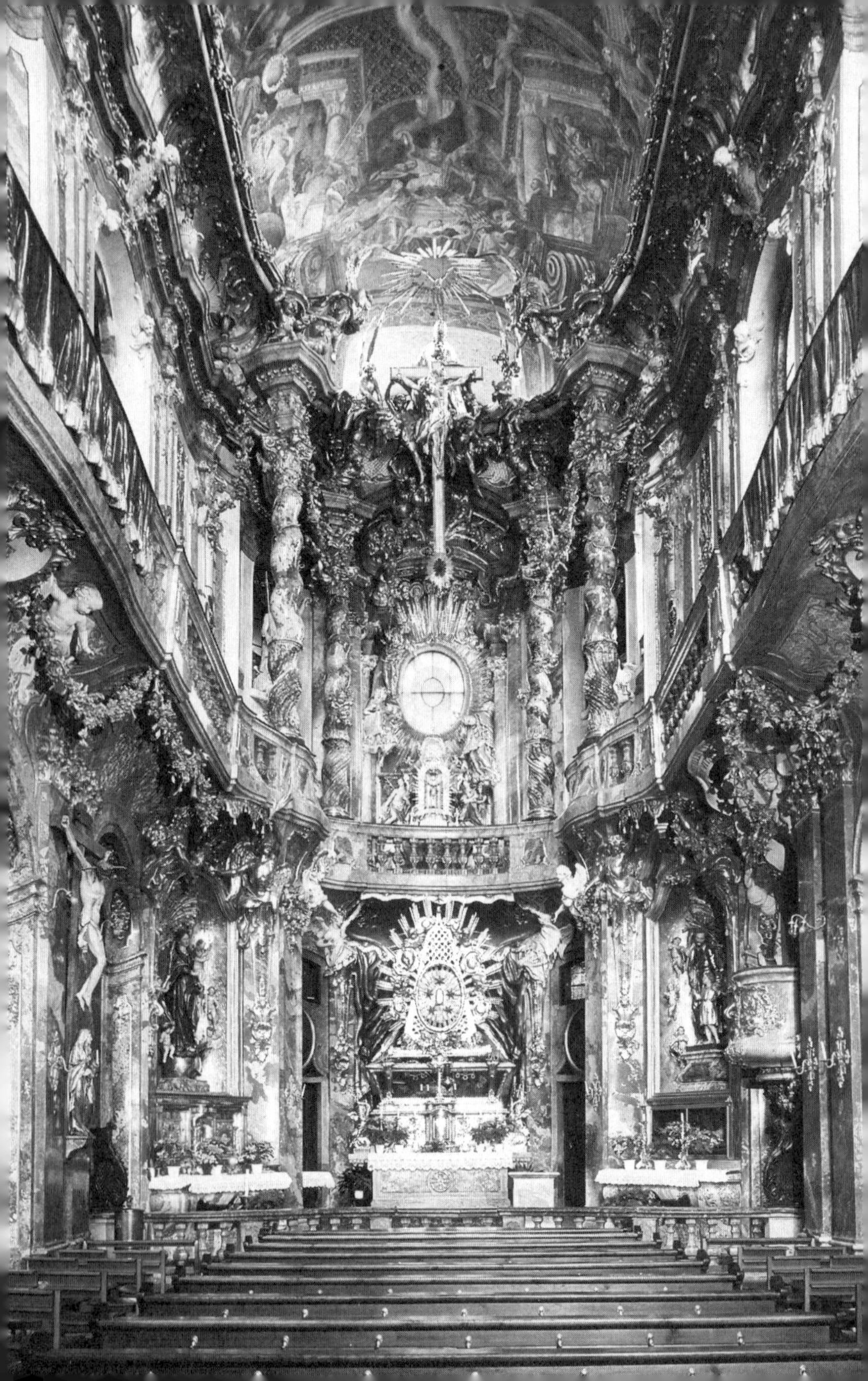

# Fasten als Aufbruch: die magische Zahl 40

*»Einsamkeit ist für den Geist,*
*was das Fasten*
*für den Körper ist:*
*tödlich, wenn sie zu lange dauert –*
*und doch notwendig«*

VAUVENARGUES

Mit dem Fasten beginnt die Geschichte der Zehn Gebote. Beim Auszug der Kinder Israel aus Ägypten, aus der Abhängigkeit von den Pharaonen, unter Mose Führung, sollte der Weg ins »gelobte Land« begangen werden. Das ist geografisch gemeint. Es meint aber auch »die innere Landkarte«, den Lebensplan, den Mose in zehn Stationen der Zehn Gebote aufgestellt hat – wenn man sie »von hinten« liest.

Auf der Halbinsel Sinai trennte Mose sich von dem Volk. Er erstieg den Berg Horeb und fastete 40 Tage. 40 Tage ist in etwa der Zeitraum, den wir ohne Nahrung überleben können. Und 40 Tage etwa braucht der Mensch, um wesentliche Wendungen des Lebens zu bewältigen – den Tod eines geliebten Menschen zum Beispiel. In der katholischen Kirche wird 40 Tage nach dem Tod für den Toten eine Messe gelesen, das 40-Tage-Amt, das den Hinterbliebenen noch einmal hilft, Abschied zu nehmen und sich in der neuen Wirklichkeit zurechtzufinden.

Auch Jesus hat nach seiner Taufe 40 Tage gefastet. Auch ihn hat es auf einen Berg geführt: an einen Ort, an dem man von oben herunterblickt und die großen Zusammenhänge, die Ordnung des Lebens, erkennt. Erst dann hat er seine Berufung – bei der Taufe ausgesprochen mit den Worten »Dies ist mein lieber Sohn, an dem ich Wohlgefallen habe« – angenommen.

Sich auf einen Berg versetzen und von oben auf das eigene Leben blicken ist auch heute noch eine in vielen Psychotherapien empfohlene Meditationsübung. Und Psychotherapie ist eine von vielen Formen der Seel-Sorge.

## Die magische 40

Immer wieder begegnet uns in unserer Heiligen Schrift die 40. Die Religionsstifter Mose und Jesus fasten 40 Tage in der Wüste. Der Prophet Elija fastet nach schweren Depressionen 40 Tage und 40 Nächte am Berg Horeb, um Gott zu begegnen – dort, wo Mose die Zehn Gebote empfangen hatte.

40 Tage nach Ostern feiern die Christenmenschen auf der ganzen Welt Christi Himmelfahrt. Sie feiern den endgültigen Abschied des Menschen Jesus von Nazareth nach dessen irdischem Tod, nach dessen Aufenthalt »im Reich der Toten«,

wie es im Glaubensbekenntnis heißt, und seinen Aufstieg in jene zweite Wirklichkeit, die wir den Himmel nennen. Weitere zehn Tage später, zu Pfingsten, wurden die Anhänger Jesu beseelt vom Heiligen Geist. Die zweite Wirklichkeit ist in Kontakt getreten mit den Menschen auf Erden in der ersten Wirklichkeit.

Von Karneval und Fastnacht bis Ostern sind es immer genau 40 Tage. Der Aschermittwoch eröffnet die 40 Tage. Diese Zeit umfasst 46 Tage; aber die sechs Sonntage sind vom Fasten ausgenommen, da Christen an jedem Sonntag – also auch in der Fastenzeit – die Auferstehung Christi feiern; es bleiben also genau 40 Fastentage.

Schon im zweiten Jahrhundert bereiteten sich Christen auf Ostern durch ein zweitägiges vollkommenes Fasten vor, im dritten Jahrhundert wurde es auf die Karwoche ausgedehnt, und ab dem vierten Jahrhundert ist die 40-tägige Fastenzeit schon fester Brauch – endgültig etabliert durch Athanasius von Alexandria, der in seinem Osterfestbrief von 334 erstmals von einer 40-tägigen Vorbereitungszeit auf Ostern berichtet.

Wer in einer eher katholischen Gegend wohnt, weiß noch, dass die Weihnachtszeit eigentlich auch 40 Tage dauert, nämlich vom 24. Dezember bis 2. Februar.

40 Tage und 40 Nächte dauert die Sintflut, und so lange regnet es dem Noah in seiner Arche aufs Dach. Und die Sonne nach der Flut dauert wieder 40 Tage.

40 Jahre zieht Mose mit seinem Volk durch die Wüste auf der Suche nach dem gelobten Land.

40 Tage testet sich ein jüdischer Geistlicher, ein Rabbi, ob er es ernst meint mit seiner inneren Berufung. Und so fastet er wieder 40 Tage, schaut wie Jesus, was mit ihm passiert und wiederholt geradezu die Leidens- und Reinigungserfahrung seines ganzen Volkes.

Die Zahl 40 ist ein biblisches Maß.

## Warum aber gerade die Zahl 40?

Eine mögliche Erklärung liegt in der damaligen Lebenserwartung, die bei durchschnittlich 30 bis 35 Jahren lag. Nach 40 Jahren war also das gesamte Volk »ausgewechselt«.

Diese Idee auf den Menschen übertragen bedeutet: Er wird in 40 Tagen ganz neu, »wie ausgewechselt« sein. Um das auch zu erreichen, dienten ganz bestimmte Bußübungen und Fasten. Fasten macht den Menschen »wie ausgewechselt«.

Die Zahl 40 steht für eine Zeit, in der sich das Leben durch die Begegnung mit Gott verändert. 40 – das ist eine von Gott bemessene gute Zeit des Innehaltens und Sichneuorientierens. Die magische 40 begleitet uns schon seit mehr als viertausend Jahren. Sie muss etwas mit unseren Erfahrungen und Seelen zu tun haben, sonst hätte sie sich nicht halten können.

Hinter der magischen 40 steht das uralte Wissen, dass die Seele des Menschen ungefähr 40 Tage braucht, um eine tiefe Erfahrung zu machen. Als wenn in sie irgendetwas eingepflanzt werden soll, irgendetwas ganz Neues.

Etwas, was zuerst wie eine kleine Pflanze keimen und Wurzeln schlagen muss, um dann ans Licht zu kommen und sich zu zeigen, um Früchte zu tragen. Das dauert!

Was unter 40 Tage ist, verändert die Seele und den Menschen nicht wirklich, ist irgendwie wie ein »One-Night-Stand«, ein wilder Trieb, der keine Früchte und keine Zukunft bringt. Das zeigt Ihnen jeder Apfelbaum.

Ganz deutlich wird die besondere 40, wenn Sie um einen Menschen trauern. Jetzt, wo er eben gestorben ist, da können Sie es noch gar nicht begreifen, dass er weg sein soll. Die Wahrheit und neue Realität blühen Ihnen nämlich noch nicht.

Dies Körnchen Wahrheit liegt ja erst einmal wurzellos in Ihrer Seele. Es dauert. Und der Verstorbene ist in Ihren Träumen und Erinnerungen oft genug auch präsenter als je zuvor. Wie also soll er tot sein? Es dauert, die 40 Tage sind noch nicht um. Aber die Wahrheit keimt in Ihnen.

Und Sie machen sich vor, dass der Verstorbene in Urlaub sei oder auf Kur. Nur dass er wirklich nicht mehr da sein soll, das geht Ihnen erst ca. 40 Tage später auf. Als wenn auch der Verstorbene Zeit braucht, um sich von Ihnen wiederum zu verabschieden und sich in der anderen Wirklichkeit einzurichten. Schließlich ist er ja selbst jetzt ganz Seele.

Aber wenn Ihnen das zu weit weg ist, erinnern Sie sich einfach an die erste große Krise beim Kinderstillen. War die nicht auch nach zirka sechs Wochen? Wo Ihr Kind schrie und schrie, weil ihm die sichtbare Welt endlich aufgegangen war. Und Sie dachten, das Kleine kriegt nicht genug Milch!

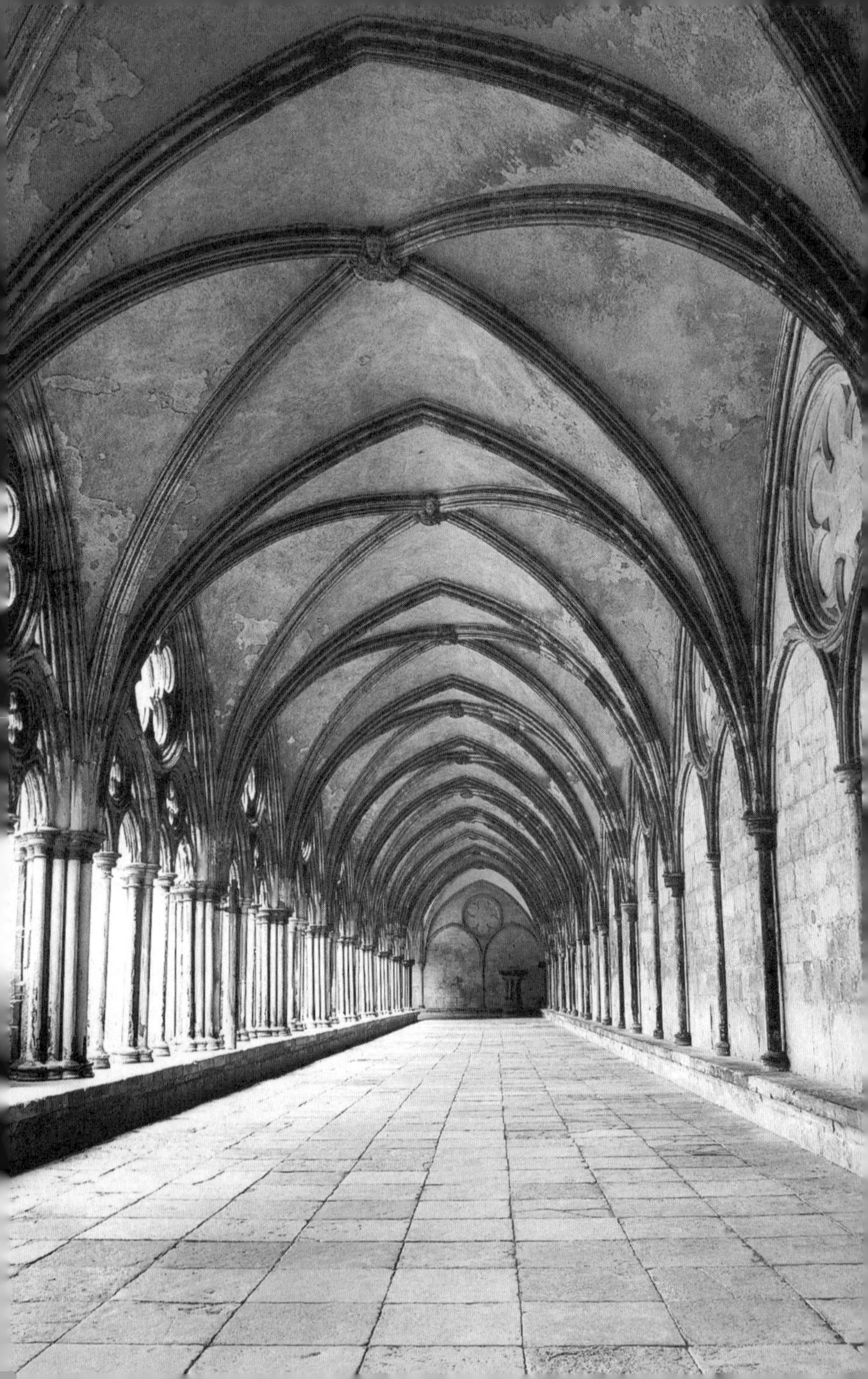

# Die Heilkraft der Bräuche

*»Es muss feste Bräuche geben«, sagte der Fuchs.*
*»Was heißt »fester Brauch«?«, sagte der kleine Prinz.*
*»Es ist das, was einen Tag vom andern unterscheidet, eine Stunde von den andern Stunden.«*

Antoine de Saint-Exupéry, »Der kleine Prinz«

## Die natürlichen Rhythmen

Was ist wesentlich? Woran können wir uns orientieren, ohne in der Entwicklung des Lebens eingeschränkt zu werden? Kirche hat einmal das Leben strukturiert. Im Einklang mit den natürlichen Rhythmen. Der Tag begann kirchlich gesehen mit einem Gebet.

Dann wurde gearbeitet, dann kam der Mittag mit dem Mittagessen und zumindest einem Tischgebet. Und der Tag endete abends, wieder mit Tischgebet und einem Nachtgebet.

Das Leben war Anstrengung durch Arbeit. Aber es gab feste Zeiten der Erholung und der Ernährung. Und es gab feste Zeiten einer Rückkoppelung im Gebet mit der zweiten Wirklichkeit. Das Gebet – nicht das Bitten, sondern das Lauschen, die Andacht – gab Sicherheit, dass es eine Instanz gibt, die mächtiger ist als wir – aber auch als alle Widersacher.

Wir haben heute die Nacht zum Tage gemacht. Der Körper, aber auch der Geist haben keinen Rhythmus aus Anspannung und Entspannung mehr, und die Seele wird nicht mehr zum Auftanken an die spirituelle Tankstelle geführt.

Hängt damit zusammen, dass heute die Depression zu einer Massenerkrankung geworden ist? Früher wurde sie die »Krankheit der Könige« genannt, die Krankheit der wenigen, die sich an die natürlichen Rhythmen nicht mehr gehalten haben.

Noch in den 50er Jahren war die Depression eine relativ seltene Erscheinung. Typische Opfer waren Frauen, Mütter in jungen Familien, die in den Vorstadt-Ghettos wohl versorgt, aber ohne einen Lebensinhalt lebten, der über die Betreuung der Bedürfnisse des Mannes und der Kinder hinausreichte.

Heute – so die New York Times – sind etwa 25 Prozent der amerikanischen Jugendlichen Kandidaten für Pillen, die gegen Depressionen verordnet werden. Pillen gegen »Hyperaktivität« – die oft nicht mehr ist als Eltern, Nachbarn und Lehrer störender Bewegungsdrang – kommen hinzu. In der Erprobung sind solche Pillen für Zweijährige. Pillen aber bedeuten Behandlung, nicht Heilung, und Vorbeugung schon gar nicht.

Auch hier weist der Grundgedanke des Fastens den Weg: reduzieren auf das Wesentliche, das Gesunde, das Natürliche.

- Feste Tageszeiten einhalten und »abspecken«, was dem Tagesrhythmus abträglich ist.
- Feste Wochenzeiten einhalten, einen Sabbat, an dem man konsequentes Arbeits-Fasten einhält.

- Einen Jahres-Rhythmus einhalten, der nicht von der Werbewirtschaft kontrolliert wird, die bereits Ende September, drei Monate vor dem Christfest, die Weihnachtswaren feilbietet. Da sollte jeder bis zum Advent auf strikte Nulldiät gehen.
- Die Adventszeit dunkel und gedämpft halten, damit wenige Kerzen bereits zu Weihnachten Licht bringen.
- Auch die Abendzeiten dunkel halten. Licht bringt Freude, hilft gegen Depression – dies umso eher, wenn das Licht einen klaren Kontrast zur vorangegangenen Dunkelheit darstellt.
- Fasten bei den Weihnachtsgeschenken! Wenig schenken! Auch zu anderen Gelegenheiten. Und vor allem: Wenig schenken, was Geld kostet. Dafür aber Zeit.
- Vor den großen Festtagen Vorfreudezeiten in das Leben einbauen. Vier Wochen wird »hingelebt« auf Weihnachten, auf Ostern, auf Geburtstage, auf besondere Familienanlässe und auch auf den Urlaub. Was nicht dazugehört, wird entweder völlig abgespeckt oder auf strenge Diät gesetzt.

Ein Beispiel: »Wir fahren dieses Jahr nach Griechenland. Also gibt es vorab vier Wochen lang schon mal öfter griechische Küche und statt des üblichen Tafelweins Retsina, statt Whisky eben Ouzo.«

- Nachfreudezeiten in das Leben einbauen. Fernseh-Fasten und stattdessen nach Ostern jeden Sonntag einen Osterspaziergang in die erwachende Natur machen. Sich nach der Bescherung zu Weihnachten mit den Geschenken befassen, statt schon wieder neue Überraschungen ins Leben aufzunehmen.

- Nach dem Griechenland-Urlaub die fröhliche griechische Musik spielen, die man mitgebracht hat. Und genauso die mediterrane melancholische Musik, die nicht schwermütig macht, sondern Schwermut nimmt. Am eindrucksvollsten die »Ballade von Mauthausen« von Mikis Theodorakis, der ja nicht nur den Sirtaki komponiert hat.

Das Leben ist ein Rhythmus aus Licht und Schatten. Das Leben ist Einatmen und Ausatmen. Das Leben ist Anspannung und Entspannung. Das Leben ist Voranschreiten und Sichzurückziehen. Essen und Fasten. Wer so lebt, den werfen auch die tragischsten Momente nicht um.

Fasten ist schwer? Fasten kann ich nicht?

Falsch. Was machen Sie, wenn Sie gegessen haben, bis zum nächsten Essen? Sie fasten! Oder Sie trinken ein Glas Wasser – das ist dann Heilfasten! Steigen Sie doch in die geistig-seelisch-körperliche Welt des Fastens ein, indem Sie die Zwischenmahlzeiten und das Knabbern auslassen.

## Die natürlichen Mondphasen

Frauen leben ab der Pubertät bis zu den Wechseljahren in einem natürlichen Rhythmus. Er folgt nicht dem Sonnenkalender, sondern die »Periode« folgt der Vier-Wochen-Periode des Mondkalenders. Der Mond hat Einfluss auf jedes Lebewesen. Wir können uns dagegen sperren oder diese Orientierung gezielt suchen.

Fasten bei abnehmendem Mond beeinflusst den Fastenverlauf positiv, sagen manche. Der Mond nimmt ab, man selbst nimmt ab, weil es leichter fällt loszulassen. »Wenn's der Wahrheitsfindung dient«, warum nicht. Irgendeinen Zeitpunkt muss man sich setzen, um mit dem Fasten zu beginnen. Warum nicht den Tag nach Vollmond. Das eröffnet einen Zeitraum von 14 Tagen, und niemand zwingt den, der mit dem Mond abgenommen hat, mit ihm auch wieder zuzunehmen.

Dr. med. Rüdiger Dahlke, einer der bekanntesten Alternativmediziner im deutschen Sprachraum, sagt dazu:

»Wenn ich meine Fastenseminare und die eigenen Kuren während der letzten 25 Jahre betrachte, kann ich nicht feststellen, dass die abnehmende Mondphase solche Vorteile bietet. Sicher mag die Gewichtsabnahme bei abnehmendem Mond schneller erfolgen (wenn auch nur in verschwindend geringem Maße), aber es gibt auch gegenläufige Beobachtungen. Der Mond steht für die weiblichen Kräfte, und wenn diese während der Fastenkur, die vom weiblichen Pol geprägt ist, mit dem Mond zunehmen, hat das durchaus auch Vorteile. Wer Fasten auf das Gewichtsthema reduzieren will, mag die abnehmende Mondphase bevorzugen, aber dann schränkt er die ganze Fastenidee in unangemessener Weise ein.«

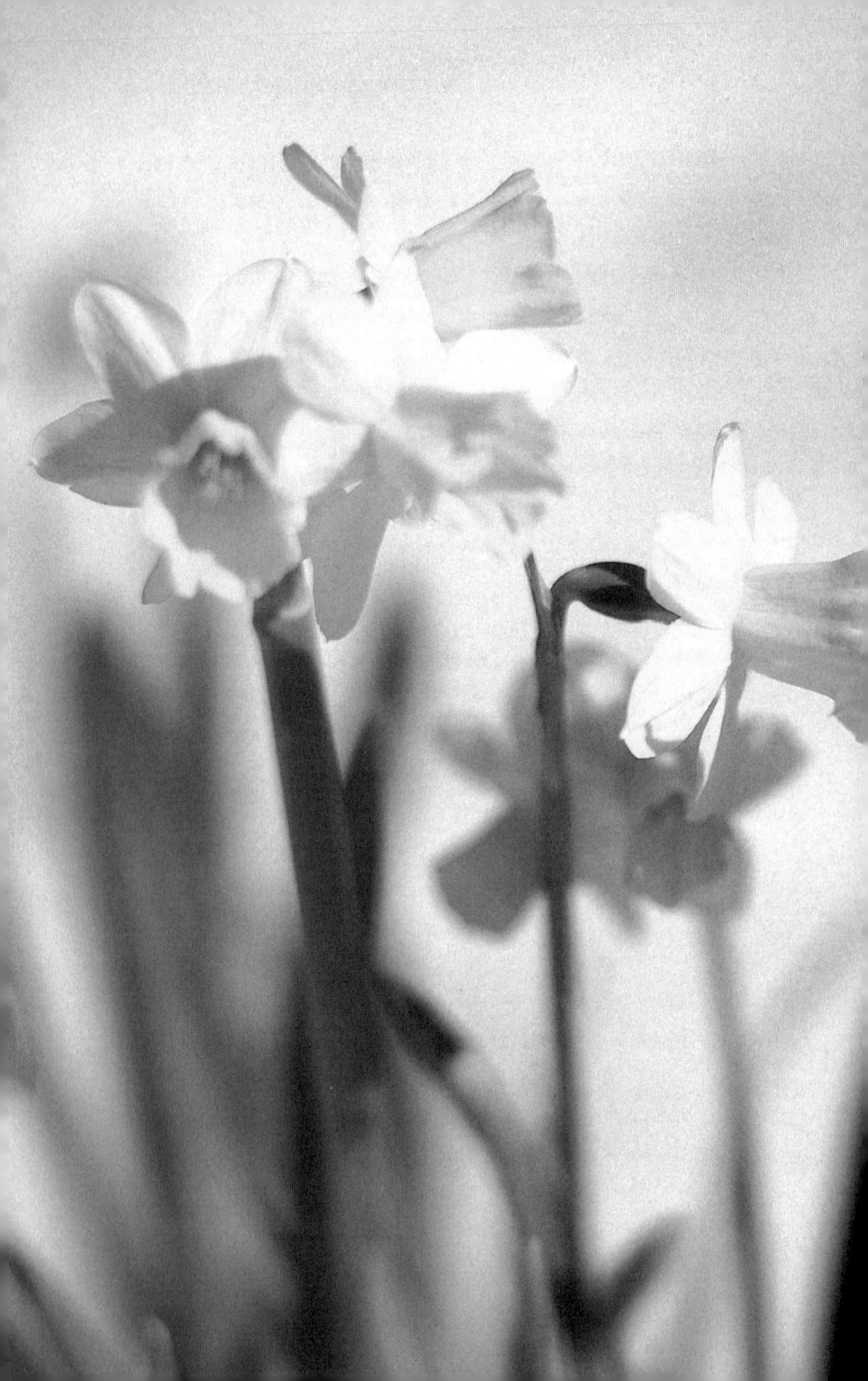

# Fasten – Leichtigkeit des Seins

*»Menschliche Dinge muss man kennen,*
*um sie zu lieben,*
*göttliche muss man lieben,*
*um sie zu kennen.«*

Blaise Pascal

Zum guten Ende dieser Fasten-Kapitel ein »Sag's mit Goethe«.

Im »Faust« beschreibt Goethe die Suche nach dem, »was die Welt im Innersten zusammenhält«. Faust hatte »nun ach Philosophie, Juristerei und Medizin, und leider auch Theologie durchaus studiert mit heißem Bemüh'n«. Aber er sah: »Da steh ich nun, ich armer Tor, und bin so klug als wie zuvor.« Um das Geheimnis des Lebens zu ergründen, hat Faust dann seine Seele dem Teufel verschrieben. Der Teufel wollte es ihm zeigen, wollte es ihm geben – so wie er es auch Jesus, der 40 Tage in der Wüste gefastet hatte, zeigen und geben wollte.

Direkt nach seiner Taufe (beschrieben in Matthäus 3) wurde Jesus vom Geist in die Wüste geführt, damit er vom Teufel versucht würde. Und da er vierzig Tage und vierzig Nächte gefastet hatte, hungerte ihn. Und der Versucher trat zu ihm und sprach: Bist du Gottes Sohn, so sprich, dass diese Steine Brot werden. (Matthäus 4, 3)

Er aber antwortete und sprach: Es steht geschrieben: Der Mensch lebt nicht vom Brot allein, sondern von einem jeden Wort, das aus dem Mund Gottes geht. (Matthäus 4, 4)

Da führte ihn der Teufel mit sich in die heilige Stadt und stellte ihn auf die Zinne des Tempels und sprach zu ihm: Bist du Gottes Sohn, so wirf dich hinab; denn es steht geschrieben: Er wird seinen Engeln deinetwegen Befehl geben; und sie werden dich auf den Händen tragen, damit du deinen Fuß nicht an einem Stein stößt. (Matthäus 4, 5–6)

Da sprach Jesus zu ihm: Wiederum steht auch geschrieben: Du sollst den Herrn, deinen Gott, nicht versuchen. (Matthäus 4, 7) Darauf führte ihn der Teufel mit sich auf einen sehr hohen Berg und zeigte ihm alle Reiche der Welt und ihre Herrlichkeit und sprach zu ihm: Das alles will ich dir geben, wenn du niederfällst und mich anbetest. Da sprach Jesus zu ihm: Weg mit dir, Satan, denn es steht geschrieben: Du sollst anbeten den Herrn, deinen Gott, und ihm allein dienen. (Matthäus 4, 8–10)

## Fasten – eine gute Art, sich selbst zu verwöhnen

Gott dienen kann viel – und viel Gutes – heißen. Immer aber findet es statt in der realen Wirklichkeit. Immer aber gebraucht wird dazu der Kontakt zu jener zweiten Wirklichkeit, die wir den Himmel nennen. Stellen Sie sich vor, dass Ihre Seele diesen Kontakt hält, jene »Instanz« in uns, die einmal, wie viele Menschen glauben, in den Himmel kommt, wenn unser Körper wieder zu Erde wird. Wenn wir ganz Seele sind.

Weniger bildhaft hat es Goethe am Ende des Faust II ausgedrückt. »Ganz Seele«, »ganz bei uns« sind wir, wenn die Zeit stehenbleibt. Das geschieht etwa am siebten Fastentag.

Das gleich folgende Zitat ist das »Erlösungsmotiv« im »Drama der Deutschen« und einiger anderer Nationen. Faust hatte nach einer Odyssee durch Welten und Wirklichkeiten seinen Platz in den Niederlanden gefunden, wo Polder gebaut, wo dem Meer – damals brillanter Stand menschlicher Technik – Siedlungsland abgerungen wurde.

Sein Leben hatte Sinn und Inhalt bekommen. Die Zeit stand für ihn still. Oder sag's mit Goethe:

Eröffn' ich Räume viele Millionen,
Nicht sicher zwar, doch tätig-frei zu wohnen.
Grün das Gefilde, fruchtbar: Mensch und Herde
Sogleich behaglich auf der neuen Erde,
Gleich angesiedelt an des Hügels Kraft,
Den aufgewälzt kühn-emsige Völkerschaft.
Im Innern hierein paradiesisch Land.
Da rase draußen Flut bis auf zum Rand,
Und wie sie nascht, gewaltsam einzuschießen,
Gemeindrang eilt, die Lücke zu verschließen.
Ja! Diesem Sinne bin ich ganz ergeben,
Das ist der Weisheit letzter Schluss:
Nur der verdient sich Freiheit wie das Leben,
Der täglich sie erobern muss.
Und so verbringt, umrungen von Gefahr,
Hier Kindheit, Mann und Greis sein tüchtig Jahr.

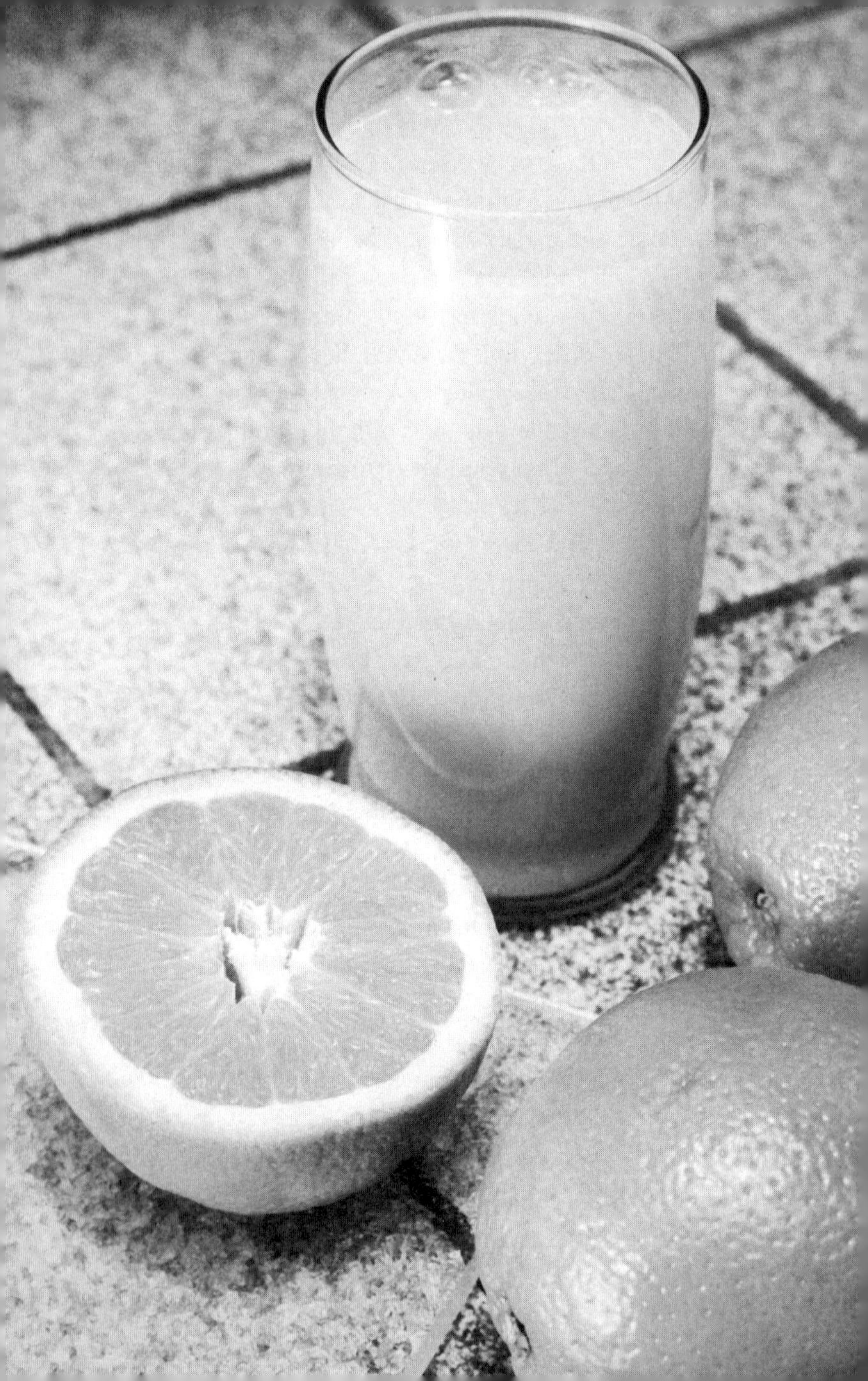

# Fasten – was ist das?

*Fasten: Nahrungskarenz, zeitlich begrenzter Nahrungsverzicht (Abstinenz, im Gegensatz zum unfreiwilligen Hungern) bzw. extrem eingeschränkte Nahrungsaufnahme aus gesundheitlichen und/oder weltanschaulich-religiösen Gründen, meistens verbunden mit dem Verzicht auf Genussmittel einschließlich Rauchen.*

LEXIKON DER ERNÄHRUNG

## Fasten ist nicht hungern

Fasten ist der freiwillige Verzicht auf feste Nahrung und Genussmittel für eine begrenzte Zeit. Begleitet wird dieser Verzicht durch Bewegung und Entspannung. Wer richtig fastet, der hungert nicht. Hungern ist ein unfreiwilliger Nahrungsentzug. Dabei richtet sich das Interesse hauptsächlich auf die Nahrungssuche.

Hungern tritt meist im Zusammenhang mit Umweltkatastrophen, Kriegen oder anderen stressigen Situationen auf, die immer auch Unglück und Leid mit sich bringen. Darum herrschen vor allem negative Gefühle vor, so findet man bei

Hungernden Angst, Unlust, aber auch Aggressionen und Depressionen. Im Unterschied dazu sind beim freiwilligen Fasten hauptsächlich positive psychische Effekte zu finden. Man fühlt sich gut, die Stimmung ist hervorragend, und man ist auch stressstabiler.

Durch den zusätzlichen Stress beim Hungern kommt es auch zu anderen physiologischen Abläufen als beim Fasten. So wird mehr Eiweiß ab- und umgebaut, und der Verbrauch von vielen wichtigen Nährstoffen, wie beispielsweise Magnesium, steigt an. Außerdem spielt der Serotoninstoffwechsel im Gehirn eine Rolle. Wie auch beim Konsum verschiedener illegaler Drogen hängt die eintretende Stimmungsveränderung von der aktuellen Stimmungslage der Person, von der Motivation, von dem Umfeld und auch von den bereits vorhandenen Erfahrungen ab: Freiwilliges Fasten im entsprechenden Umfeld führt zur inneren Harmonie und zur Euphorie. Eine unfreiwillige Nahrungseinschränkung hingegen erhöht die Erregbarkeit, Aggressivität und führt nach längerer Dauer auch zu einer emotionalen Instabilität, Übellaunigkeit (Dysphorie) und Teilnahmslosigkeit (Apathie).

Die körperlichen und psychischen Auswirkungen vom Hungern wurden bei normalgewichtigen gesunden Erwachsenen im Rahmen der Minnesota-Studie im Jahre 1944 beschrieben. Sie zeigt deutlich, welche negativen Folgen unfreiwilliger Nahrungsentzug hat. Junge Wehrdienstverweigerer kamen für ein Jahr in ein »Hunger-Camp« und erhielten über 24 Wochen nur 50 Prozent der gewohnten Nahrungsmengen.

In dieser Zeit konnte eine Reihe von körperlichen Fol-

| **Nahrungsverzicht** | |
|---|---|
| **freiwillig** | **unfreiwillig** |
| Fasten | Hungern |
| + Stimmung | – Stimmung |
| • Euphorie | • Agressivität |
| • gute Laune | • Depressivität |

gen festgestellt werden. Dazu zählten Schlafprobleme, Beschwerden im Magen-Darm-Trakt, Haarausfall, Sehstörungen, Kreislaufprobleme, Kopfschmerzen, Blutdruckabfall, Senkung der Herzfrequenz und der Körpertemperatur. Der Grundumsatz sank um 40 Prozent. Sie beschäftigten sich auch noch zunehmend mit dem Essen, hatten viele emotionale Auswirkungen wie Stimmungsschwankungen, Depressionen, Reizbarkeit, Interesselosigkeit, Angst, Apathie, hysterische Reaktionen, Hypochondrie und Introvertiertheit.

Die Schmerzempfindlichkeit stieg. Sie verloren Muskelkraft, hatten eine verminderte Arbeitsfähigkeit und Ausdauerleistung, es kam auch zur Verschlechterung der geistigen Leistungsfähigkeit, zu Konzentrationsschwierigkeiten und zum reduzierten sexuellen Interesse. Alle Symptome bildeten sich aber nach der Normalisierung des Essverhaltens wieder zurück.

Eine ganz besondere Form des freiwilligen Nahrungsverzichts findet man beim Hungerstreik, aber auch bei der Magersucht. Der Hungerstreik wird oft als letzte Hoffnung und damit als Protest für die Durchsetzung von Forderungen durchgeführt.

Bei der Magersucht hingegen handelt es sich um eine psychosomatische Erkrankung, die meist bei jungen Mädchen und Frauen auftritt. Sie verweigern die Nahrungsaufnahme und haben damit das Gefühl, anderen überlegen zu sein. Sie beziehen aus dem Hungern ihr Gefühl der Unabhängigkeit, ihr Selbstwert- und Sicherheitsgefühl, und sehen es als besondere Leistung.

## Hunger – Appetit – Sattsein

Wenn man freiwillig aufs Essen verzichtet, wie es ja beim Fasten vorkommt, stellt der Körper automatisch auf die Energiebereitstellung von innen um. In den ersten drei Fastentagen können Hungergefühle, bevorzugt nachmittags oder vor dem Einschlafen, auftreten. Diese lassen sich durch das Trinken von Wasser oder Kräutertees überbrücken. Ab dem vierten Fastentag sind Hungergefühle so gut wie nicht mehr vorhanden. Anders ist die Situation, wenn man weniger isst oder auch einzelne Mahlzeiten auslässt. Hier kommt es zu keiner vollständigen Energiebereitstellung aus den Körperreserven und auch zu keiner »Umschaltung« im Körper. Damit bekommt der Körper zu wenig. Er produziert dann unter anderem vermehrt Botenstoffe, die dem Gehirn, dem Sitz des Hungerzentrums, signalisieren, mehr zu essen. Hungergefühle werden jetzt richtig quälend. Aus diesem Grund ist es für viele Menschen so schwierig, im Rahmen einer Reduktionskost weniger zu essen.

Hunger an sich ist ein physiologischer Zustand, den man subjektiv wahrnimmt. Man spürt ihn in der Magengegend bei leerem Magen. Bei Nahrungsmangel kommt es zur Leerkontraktion (= Zusammenziehen) des Magens.

Dadurch wird relativ schnell und kurzfristig Hunger signalisiert. Nachdem auch immer weniger »Treibstoff« (= Glukose) zur Verfügung steht, bekommt das Gehirn noch zusätzlich die Information, dass es eigentlich an der Zeit wäre, wieder Nahrung zuzuführen.

Diese beiden Mechanismen treten relativ schnell ein. Isst man weiter nichts, kommt es nach und nach zum Rückgang der Wärmeproduktion des Körpers und zu Veränderungen im Fettstoffwechsel, das heißt, Fettspeicher im Körper werden langsam abgebaut. Auch diese beiden Vorgänge führen wieder dazu, dass der Körper Hunger signalisiert. Wahrscheinlich spielen aber darüber hinaus noch viele weitere körperliche Faktoren bei der Hungerentstehung eine Rolle.

Die zentrale Steuerung von Hunger und Sattheit liegt im Gehirn (im Hypothalamus). Hier gibt es sowohl ein »Hunger«- als auch ein »Sättigungszentrum«. Ist das Hungerzentrum gestört, führt dies zur Fress-Sucht, bei einer Störung des Sättigungszentrums hingegen ist man unentwegt satt und verweigert jede Nahrungsaufnahme.

Bereits während der Nahrungsaufnahme kommt es zur Sättigung. Das Gefühl der Sattheit ist aber nicht nur das Verschwinden der Hungergefühle, sondern es führt erfahrungsgemäß auch zu lustbetonten Aspekten wie sich »wohlig satt fühlen«.

Wird das Essen nicht rechtzeitig beendet, kommt es unweigerlich zum Gefühl der »Völle«. Man weiß dann ganz genau, dass man zu viel konsumiert hat. Dieses Gefühl des Überessens löst bei vielen Menschen dann auch gleich viele negative Empfindungen wie Angst, Deprimiertheit u.v.m. aus.

Sattheit an sich wird bereits beim Essen selbst durch die Kaubewegung, aber auch durch die Magenfüllung ausgelöst. Anschließend gibt der gesamte Verdauungstrakt Signale ans Sättigungszentrum und sorgt dafür, dass während des Verdauungsprozesses kein erneuter Hunger entsteht. Zusätzlich steht wieder genügend »Treibstoff« zur Verfügung, die Wärmeproduktion im Körper wird wieder angeregt, und Fett braucht nicht mehr mobilisiert zu werden, im Gegenteil, es kann jetzt sogar wieder gespeichert werden.

Nach dem Fasten wird das Sättigungsgefühl bewusster wahrgenommen. Gerade in den ersten Tagen nach dem Fasten führt eine fettarme, ballaststoffreiche Kost zu einer angenehmen Sattheit.

Dennoch essen wir nicht nur, wenn wir Hunger oder besser gesagt, vermeintlich Hunger haben und hören auf zu essen, wenn wir satt sind. Neben den physiologischen Mechanismen gibt es noch viele emotionale und soziale Faktoren, die die Essensaufnahme regeln.

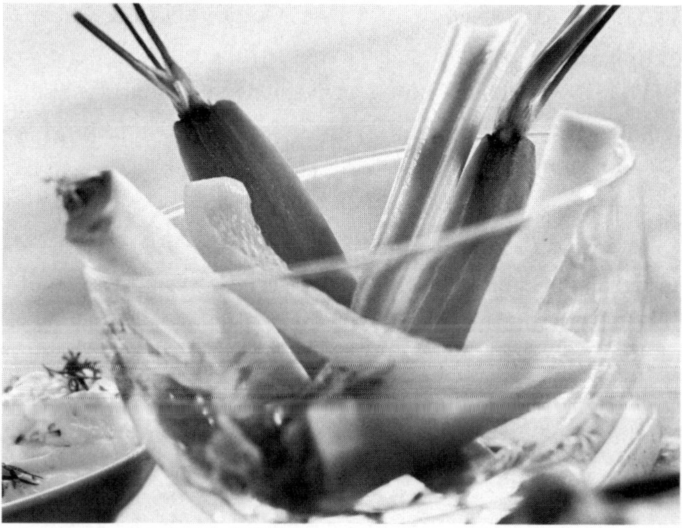

Dazu gehören angelernte Gewohnheiten (z.B. immer eine Nachspeise essen, immer die gleichen Portionsgrößen essen oder auch immer zur gleichen Zeit essen) oder auch Ersatzhandlungen (z.B. Essen zur Bekämpfung von Stress, Langeweile, Ärger, Kummer u.v.m.). Man hat irgendwann gelernt, dass Essen nicht nur sättigt, sondern auch tröstet. Dies kann bereits im Kleinkindalter erfolgt sein. Jedes Trostpflaster, z.B. ein Stück Schokolade, hat dieses Verhalten noch weiter verstärkt.

Aber auch spezielle Faktoren, wie der Geruch oder der Anblick von Speisen oder Essenden, führen dazu, dass man isst, obwohl man eigentlich satt sein müsste. Und dann gibt es noch den Appetit. Dabei handelt es sich um ein spezielles

Verlangen nach gewissen Speisen, Getränken oder Lebensmitteln, unabhängig davon, ob man Hunger hat.

Viele Menschen können zwischen Hunger und Appetit nicht mehr unterscheiden. Für sie ist Appetit immer Hunger, vor allem weil sie durch das ständige Essen den Zustand des Hungers überhaupt nicht mehr kennen. Appetit kann aber eine wichtige Funktion haben, so hat man beispielsweise bei Salzverlust ein verstärktes Verlangen nach salzhaltigen Lebensmitteln.

Neben einigen wenigen krankhaften Ursachen wird übermäßiges Essen, genauso wie Nahrungsverweigerung, sehr oft als Ersatzbefriedigung oder als Protest bei Störungen anderer Triebbereiche benutzt.

Fasten stärkt auf alle Fälle die Wahrnehmung für Hunger und Sättigung.

Bei Fastenden nehmen der Hunger und das Verlangen nach Essen kontinuierlich ab, wenngleich sich das Gefühl, gesättigt zu sein, nur geringfügig verändert.

Normalgewichtige Fastende haben gegenüber übergewichtigen Personen am Ende der Fastenperiode etwas weniger Hunger.

Der Grund dürfte darin liegen, dass viele Übergewichtige generell ein verändertes Appetit- und Hungergefühl haben und bei Einschränkung der Nahrungszufuhr verstärkt »Hunger« sehr stark und besonders unangenehm erleben.

Diese oft als störend empfundenen Hungergefühle motivieren dann zu einer überhöhten Nahrungsaufnahme.

## Gedanken ans Essen

Beim Nahrungsentzug kreisen die Gedanken ums Essen und um die Zubereitung. Niemand denkt so oft ans Essen wie jemand, der nichts isst. Beim freiwilligen Fasten belasten diese Gedanken jedoch nicht.

Die Beschäftigung mit gesunder Ernährung ist durchaus erwünscht. Soll doch die Fastenzeit dazu genutzt werden, sein Ernährungsverhalten zu überdenken und anschließend in Richtung gesunde, abwechslungsreiche Kost zu ändern. Viele Fastenanbieter bieten deshalb spezielle Ernährungsvorträge an.

Niemand denkt so viel ans Essen, wie der, der fastet und hungert.

## Kontrolle des Essverhaltens

Nichts essen bedeutet eine strenge Form der Kontrolle. Ist diese hohe Kontrolle verbunden mit einem hohen Leidensdruck, wie beispielsweise stark erlebte Hungergefühle, birgt dies ein besonderes Risiko, dass man das Fasten nicht durchhält, aber auch dass Ess-Störungen entstehen können. Deshalb sind nicht verschwindende Hungergefühle auch ein Grund, das Fasten abzubrechen.

Niemand ist mehr gefährdet, die Kontrolle über das Essverhalten zu verlieren, wie der, der fastet oder hungert.

## Die richtige Einstellung

Es gibt viele Gründe, warum man sich zum Fasten entschließt. Viele wollen sich reinigen, entgiften, regenerieren, ganz einfach Gewicht verlieren oder auch eine Krankheit heilen. Manche praktizieren es zur Selbstfindung, zur Selbstbestätigung oder wollen durch den Verzicht aufs Materielle im Geistigen wachsen. Warum man auch immer sich dazu entschließt, Grundvoraussetzung ist die richtige Einstellung. Man muss bereit sein zum Verzicht, denn nur so kann es zu einer positiven Auswirkung auf Körper, Geist und Seele kommen. Zusätzlich bedarf es der Freude auf Ruhe und Besinnung und der positiven Zuversicht. Niemals sollte man mit Ängsten und Zweifeln die Fastenzeit beginnen.

Fasten ist der freiwillige und zeitlich begrenzte Verzicht auf feste Nahrung und auf Genussmittel.

**Fasten bedeutet:**

- totaler oder teilweiser Verzicht auf Nahrungs- und Genussmittel
- reichliche Flüssigkeitszufuhr
- Freiwilligkeit

Fasten bedeutet Nahrungsentzug auf freiwilliger Basis. Diese Form des Verzichtes kann einige Stunden bis Wochen andauern. Wer auf sein Frühstück verzichtet, praktiziert das so genannte »Morgenfasten«, wird das Abendessen gestrichen, benennt man dies mit dem modernen Wort »Dinner Cancelling«. Bei der Form des Fastens, die zur Wiederherstellung der Gesundheit dient, spricht man vom Heilfasten. Dessen Befürworter sehen darin die einfachste und älteste Heilmethode überhaupt. Bereits der griechische Arzt Hippokrates (460–377 v. Chr.) berichtete über die Heilwirkung des Fastens und empfahl Fasten zur Gesunderhaltung. Bis ins 18. Jahrhundert galten diese Grundsätze und wurden erst wieder im 19. Jahrhundert entdeckt und gehören seither ohne Zweifel zu den wesentlichen Naturheilverfahren.

Unverzichtbar beim Fasten ist die ausreichende Flüssigkeitszufuhr von mindestens 2,5 Liter pro Tag durch kalorienfreie Getränke wie Mineralwasser und Tee. Zusätzlich können bis zu 500 kcal pro Tag in Form von Gemüsebrühen, Obst- und Gemüsesäften und etwas Honig konsumiert werden. Jede

**Unverzichtbar beim Fasten sind:**

- mind. 2,5 Liter kalorienfreie Flüssigkeit (Mineralwasser, Tee)
- max. 500 kcal in Form von Gemüsebrühen, Obst- und Gemüsesäften und evtl. Honig
- Förderung der Ausscheidungsvorgänge über Darm, Leber, Niere, Lunge und Haut
- das Herstellen eines Gleichgewichtes zwischen Bewegung und Ruhe
- richtiges Fastenbrechen
- sorgfältiger Kostaufbau nach dem Fasten
- Hinführung zu einem gesunden Lebensstil

Form des Fastens bedarf einer Einleitung, eines sorgfältigen Kostaufbaus und sollte zu einem gesunden Lebensstil hinführen.

## Änderung der Gewohnheiten

Richtiges Fasten bietet die Möglichkeit, neue Gewohnheiten anzunehmen. Viele Fastende sind nach der Nahrungskarenz besonders motiviert, einen gesunden Lebensstil zu praktizieren, da sie die gewonnene Leichtigkeit und das positive Körpergefühl beibehalten wollen. Dies stellt eine wichtige Voraussetzung für die Durchführung des Fastens dar.

Fasten kann eine Änderung des Lebensstils durch veränderte Denkmuster hervorrufen.

## Gründe, warum gesunde Menschen fasten

Ziele des Fastens sind, dass man heute Erfahrungen der körperlichen und seelisch-geistigen Wahrnehmung macht und die Möglichkeit bekommt, diese zu vertiefen. Außerdem kann man entdecken, ohne Nahrung zu leben, und damit eine positive Verzichtserfahrung in unserer Konsumgesellschaft erleben. Außerdem soll Fasten als Impuls dienen, das Essverhalten langfristig umzustellen.

## Wann ist Fasten sinnvoll?

Fasten wird immer in Verbindung mit der traditionellen Fastenzeit im Frühling gebracht und kommt in dieser Jahreszeit auch sehr oft dem Bedürfnis vieler Menschen entgegen.

Aber entgegen der weit verbreiteten Meinung ist Fasten nicht an eine bestimmte Jahreszeit gebunden. Die wichtigste Voraussetzung für die Wahl des richtigen Zeitpunktes ist der persönliche Zeitplan. Am besten fastet man, wenn man am wenigsten unter Zeitdruck steht, wenn man sich auf das Vorhaben voll konzentrieren kann und natürlich entsprechend motiviert ist. Besonders kälteempfindlichen Personen wird überhaupt empfohlen, in der warmen Jahreszeit zu fasten, da viele Fastende während des Nahrungsentzuges sehr leicht frieren.

Die geeignete Fastenzeit sollte jeder für sich selbst bestimmen.

## Wann soll oder kann man fasten?

Jeder gesunde Erwachsene kann theoretisch fasten. Gesund ist, wer sich wohlfühlt, voll funktionstüchtig ist und keine Medikamente einnimmt. Wichtig ist auch, dass man seelisch-geistig stabil und entscheidungsfähig ist. Ess-Störungen und Abhängigkeiten (z. B. Alkohol, Drogen) sind eindeutige Gegenanzeigen für das Fasten.

In den Leitlinien zur Fastentherapie der Ärztegesellschaft Heilfasten und Ernährung e.V. gibt es eine Reihe von Indikationen. Diese reichen von Erkrankungen der Verdauungsorgane (z. B. chronische Kolitis), Krankheiten der Haut (z. B. Akne, Psoriasis, Neurodermitis), der Atemorgane (z. B. chronische Bronchitis, Asthma), des Muskel-Skelett-Systems (z. B. rheumatoide Arthritis, Rückenschmerzen), des Nervensystems (z. B. Migräne) bis hin zu Ernährungs- und Stoffwechselerkrankungen (z. B. Fettleibigkeit, Diabetes mellitus Typ 2) und Herz-Kreislauf-Erkrankungen. Dieses Fasten darf nur in Begleitung von erfahrenen Fastenärzten/-innen durchgeführt werden.

## Wie lange kann gefastet werden?

Sowohl die Fastenmethode als auch die Fastendauer sollten ärztlich abgeklärt werden. Entscheidend dafür ist die richtige Beurteilung der Energiereserven. Auch hier gilt das Zitat von Paracelsus: »Die Dosis bestimmt das Gift.«

Für Gesunde bewährt sich die Fastenwoche. Diese besteht aus einem Entlastungstag, fünf Fastentagen und zwei Aufbautagen. Beim therapeutischen Fasten liegt das Optimum zwischen zwei und vier Wochen. Die genaue Dauer ist aber abhängig von der individuellen Ausgangslage und dem Fastenverlauf. Die sinnvolle Mindestdauer einer Fastentherapie beträgt acht bis zehn Tage plus einem Entlastungstag und drei nachfolgenden Aufbautagen.

Die Fastendauer soll der Arzt / die Ärztin entscheiden.

## Wer sollte nicht fasten?

Auf alle Fälle sollten Kinder unter zehn Jahren und Schwangere und Stillende nicht fasten. Kinder brauchen für die optimale geistige und körperliche Entwicklung täglich ausreichend Energie, Eiweiß und viele Vitamine und Mineralstoffe.

Der Körper ist im Aufbau und sollte deshalb, wenn auch nur für kurze Zeit, nicht freiwillig unterversorgt werden.

**Ungeeignet ist Fasten bei:**
- psychischen Störungen
- Krebserkrankungen
- AIDS
- chronischer Nierenschwäche
- bestehender Herzschwäche
- schweren Leberfunktionsstörungen
- Nebennierenschwäche
- Blutarmut (hämolytischer Anämie)
- insulinpflichtiger Zuckerkrankheit
- Schwangerschaft
- Stillzeit

Bei chronischen Erkrankungen ist der behandelnde Arzt zu fragen.

Bei Schwangeren und Stillenden können während des Fastens gespeicherte potenzielle Giftstoffe abgebaut werden und entweder über den Blutkreislauf oder über die Muttermilch in den Körper des Babys gelangen und dieses schädigen.

Aber auch Personen über 65 Jahre mit entsprechenden altersbedingten Veränderungen, genauso wie alle, die sich gerade von diversen Krankheiten erholen, sollten nicht fasten.

Ungeeignet ist Fasten auch bei chronischer Niereninsuffizienz, bei bestehenden Herzproblemen, besonders bei fortgeschrittener koronarer Herzerkrankung, bei schweren Leberfunktionsstörungen, Blutarmut, bei insulinpflichtiger Zuckerkrankheit oder auch bei psychischen Störungen, genauso wie bei bestehenden Ess-Störungen und Suchtkrankheiten.

Auch Netzhautablösungen, Erkrankungen des Magens und Zwölffingerdarms sowie Demenzerkrankungen stellen eine Kontraindikation dar.

## Nicht jeder kann fasten

So wie nicht jeder sportlich oder sprachbegabt ist, kann auch nicht jeder fasten. Es gibt Menschen, durchaus gesund, aber trotzdem ist für sie Fasten eine reine Qual. Der Nahrungsentzug macht ihnen Stress, sie denken unentwegt ans Essen und spüren auch nichts von den viel beschriebenen positiven Auswirkungen. Obwohl sie freiwillig auf die feste Nahrung verzichten, leiden sie an Hunger.

Diese absoluten »Nicht-Fasten-Typen« sollten auf längere Fastenkuren verzichten und nur ab und zu einzelne sogenannte Schalttage (Reis-, Kartoffel-, Gemüse- oder Obsttage) einlegen. Prinzipiell setzt Fasten- oder Hungernkönnen eine gewisse Persönlichkeitsstruktur voraus. Extrovertierte oder impulsive Personen haben es beim Fasten besonders schwer.

Sie sind dazu meist auch nicht in der Lage. Sie reagieren auf die Einschränkung der Nahrungsaufnahme rasch mit Spannungen und Essanfällen.

Es gibt »Fasten-Typen« und »Nicht-Fasten-Typen«.

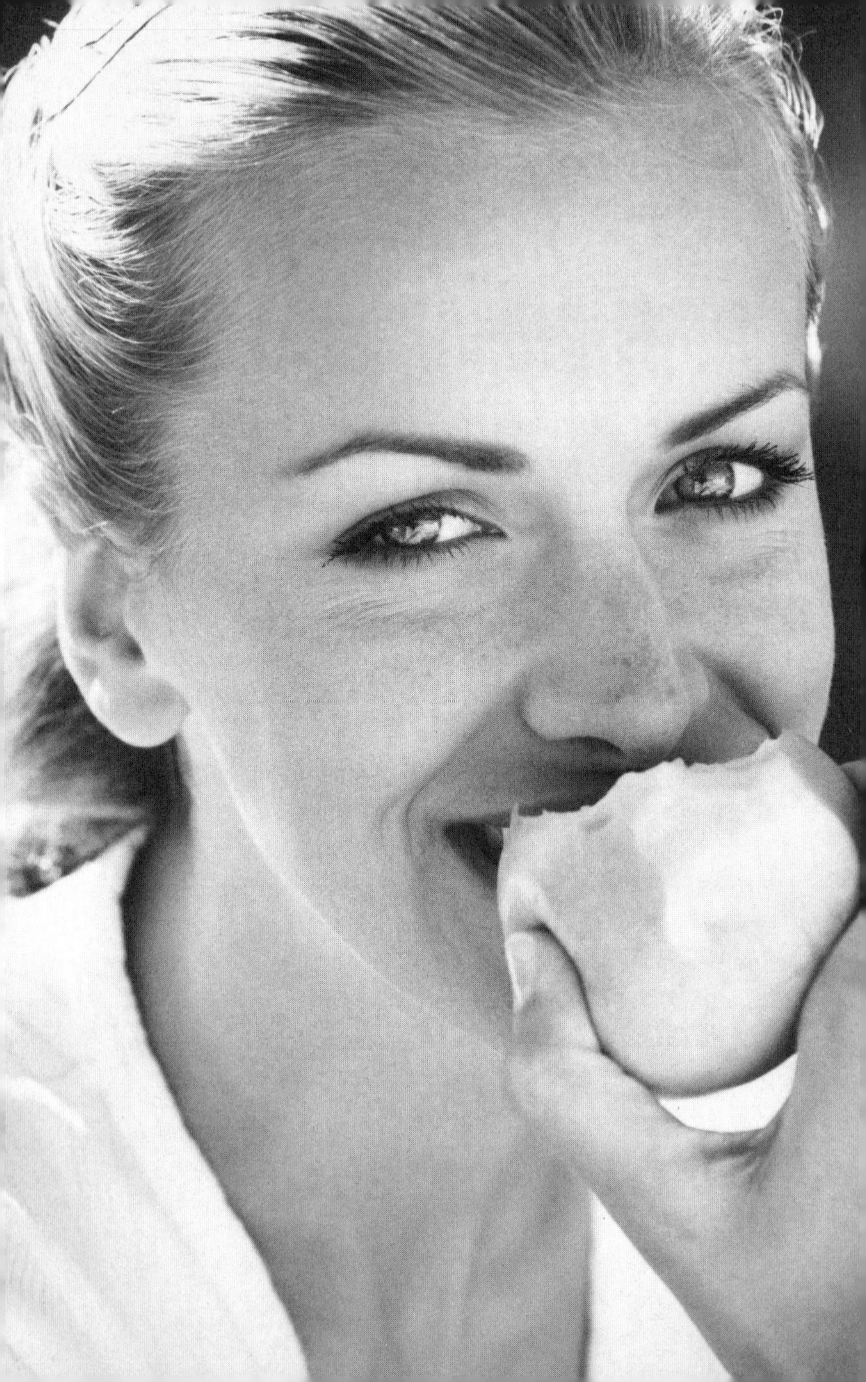

# Auswirkungen auf den Körper

*»Der tiefere Wert des Fastens, seine ursprüngliche Bedeutung ist vor allem in seinem Einfluss auf die seelische und auch auf die geistige Verfassung zu sehen. Zwar gewinnt der Fastende schon viel, wenn sich nur seine körperliche Gesundheit verbessert. Aber das Wichtigste ist doch versäumt, wenn der im Fasten erkennbare seelische Hunger nach einer geistigen Diät nicht gestillt wird.«*

Otto Buchinger

## Ernährung von innen als Überlebensstrategie

Um auch bei langen Hungerperioden überleben zu können, kann der Körper Energiereserven anlegen und auf diese in Zeiten der Nahrungsknappheit zugreifen. Das ist eine spezielle Strategie, die uns Menschen das Überleben über Tausende von Jahren ermöglicht hat. Wer im Überfluss gut Fett speichern konnte, hatte die größere Überlebenschance.

Gab es früher immer Zeiten von Nahrungsknappheit, fehlen diese in unseren Breiten des Nahrungsüberflusses völlig. Wir können auch noch immer sehr gut ein Zuviel an Nahrungsfett speichern. Durch die fehlenden »Hungerperioden« nehmen unsere Fettpölsterchen aber stetig zu und werden nie abgebaut. Mittlerweile hat dadurch fast jeder Zweite ein Gewichtsproblem. Man spricht sogar von der Volkskrankheit Übergewicht, da damit auch sehr viele Begleit- und Folgekrankheiten, wie beispielsweise die Zuckerkrankheit, der Bluthochdruck, Fettstoffwechselstörungen, aber auch einige Krebserkrankungen u. v. m. in Verbindung stehen.

Auch aus dem Tierreich gibt es viele Beispiele, wie in bestimmten Zeiten Energiedepots angelegt und dann wieder verbraucht werden. Bären und Murmeltiere füttern sich im Sommer und Herbst einen Winterspeck an, um von diesem im viermonatigen Winterschlaf leben zu können. Zugvögel fliegen tausende Kilometer nonstop und zehren dabei von den vorher angefressenen Fettreserven.

Der Körper speichert Reserven für Notzeiten.

## Energiereserven des Körpers

Damit man alle Organfunktionen auch bei längerem Nahrungsmangel aufrechterhalten kann, hat der Körper eine Reihe von Reserven und kann so längere Zeit ohne Nahrungsaufnahme überleben. Eine normalgewichtige Person verfügt über durchschnittlich 15 Kilogramm Fett, davon können rund 13 Kilogramm zur Verfügung gestellt werden.

**Energiereserven von normalgewichtigen Menschen**

| | Körperbestand | Verfügbare Reserven |
|---|---|---|
| Fette | 15 kg | 13 kg 105 000 kcal |
| Proteine | 6 kg | 2 kg 8000 kcal |
| Glykogen | 0,25 kg | 0,25 kg 1000 kcal |
| | | **114 000 kcal** |
| | | Energie für 57 Tage |

**Energiereserven von übergewichtigen Menschen**

| | Körperbestand | Verfügbare Reserven |
|---|---|---|
| Fette | 85 kg | 83 kg 743 000 kcal |
| Proteine | 8 kg | 4 kg 16 000 kcal |
| Glykogen | 0,25 kg | 0,25 kg 1000 kcal |
| | | **760 000 kcal** |
| | | Energie für 380 Tage |

Diese 13 Kilogramm entsprechen einer Energie von 105 000 kcal. Zusätzlich können noch zwei von insgesamt sechs Kilogramm Eiweiß aus der Zellmasse abgebaut werden. Damit stehen weitere rund 8000 kcal zur Verfügung, und 1000 kcal können die Glykogenspeicher der Leber und Muskeln entbehren.

Damit würden insgesamt 114 000 kcal Energiereserven verfügbar sein. Mit dieser Energiemenge könnte man bei totalem Fasten insgesamt rund 57 Tage überleben.

Die Überlebenszeit erhöht sich mit dem Körperfettgehalt. Je mehr Fett gespeichert ist, desto mehr verfügbare Reserven sind vorhanden und dementsprechend länger ist die Überlebenszeit. Massiv übergewichtige Personen könnten theoretisch eine Fastendauer von über 300 Tagen überleben. Theoretisch deshalb, weil in dieser langen Zeit extreme Mangelerscheinungen durch das Fehlen von wichtigen Nährstoffen, wie Vitaminen und Mineralstoffen, auftreten und so wichtige Funktionen im Körper nicht mehr ablaufen können.

## Körperliche Veränderungen während des Fastens

### *Energiebereitstellung aus den Reserven*

Unabhängig von der Nahrungszufuhr braucht der Körper eine Mindestmenge an Energie, um alle lebenswichtigen Körperfunktionen aufrechtzuerhalten. Dazu zählen unter anderem die Gehirntätigkeit, die Arbeit aller inneren Organe, der Auf- und Abbau von Hormonen und Botenstoffen.

Dieser geringste Energiebedarf wird als Grundumsatz bezeichnet. Gemessen wird er üblicherweise in völliger Ruhe und mindestens zwölf Stunden nach der letzten Nahrungsaufnahme. Durch den intensiven Stoffwechsel haben Gehirn und Leber den höchsten Anteil am Grundumsatz (jeweils 25 Prozent).

Als Richtwert gilt, dass er pro Stunde rund 1 kcal pro kg Körpergewicht beträgt. Üblicherweise erfolgt die Energiebereitstellung durch die Nahrungszufuhr. Wird nichts gegessen, muss diese Energie auch im Hungerstoffwechsel zur Verfügung gestellt werden.

Zwar werden einige nicht so wichtige Stoffwechselvorgänge gedrosselt, aber Gehirn, Herz, Niere usw. müssen trotzdem ausreichend versorgt werden. Nur so kann der Mensch mehr oder weniger freiwillige Fastenzeiten oder Hungerperioden überhaupt überstehen.

Wichtige Organe wie Gehirn, Herz, Niere usw. müssen auch während des Fastens ausreichend mit Energie versorgt werden.

## Der Stoffwechsel stellt sich um

Im Fasten erfolgt eine Stoffwechselumstellung. Der Organismus schaltet auf eine »innere Ernährung« um. Dabei gibt es verschiedene Phasen.

Bereits am Entlastungstag wird auf die Glykogenreserven (= Zuckerspeicher) zurückgegriffen.

## Stoffwechselphasen

Jeder Nahrungsaufnahme folgt in den nächsten drei bis neun Stunden die sogenannte absorptive und postabsorptive Pha-

| **Nahrungsaufnahme** | | **Fasten** |
|---|---|---|
| Kohlenhydrate | | Glykogen |
| Fette | | Fettdepots |
| (Eiweiß) | | (Eiweiß) |
| Alkohol | | |
| → | **Energie** | ← |

se. Die Nahrungsbestandteile werden durch die entsprechenden Verdauungsenzyme zerlegt und vom Magen-Darm-Trakt in den Körper aufgenommen.

Eiweiß wird in die kleinsten Bausteine, die Aminosäuren, zerlegt, alle zusammengesetzten Kohlenhydrate in einfache (z.B. Glukose = Traubenzucker), und Fett wird in die Bestandteile Glycerin und Fettsäuren aufgespalten.

Der Beginn der absorptiven Phase hängt von der Magenverweildauer ab. Normalerweise beträgt die Zeitdauer, die eine Speise für die Passage des Magens benötigt, zwischen ein und sechs Stunden. Sehr fette Speisen bleiben aber noch länger im Magen liegen. Ein fetter Schweinebraten oder eine Portion Gans liegt schon bis zu sieben Stunden und beeinträchtigt die Leistungsfähigkeit sehr langfristig. Besonders schwer verdaulich sind Ölsardinen. Sie können sogar bis zu neun Stunden im Magen verweilen.

Etwa zwölf Stunden nach der letzten Nahrungsaufnahme beginnen die ersten Umstellungen des Stoffwechsels.

Allmählich wird auf die körpereigenen Reserven zurückgegriffen:

- Die Zuckerspeicher werden entleert.
- Fette werden aus den Fettspeichern abgebaut.
- Weniger Proteine werden gebraucht.

Bereits 24 Stunden nach der letzten Nahrungsaufnahme kommt es zur frühen Hungerphase, und nach fünf Tagen hat sich der Körper völlig auf den Hungerstoffwechsel umgestellt.

## *Energiebereitstellung durch Nahrungszufuhr*

Üblicherweise erhält der Körper seine notwendige Energie durch die Verbrennung der Hauptnährstoffe Kohlenhydrate, Fett und Eiweiß und bei entsprechender Zufuhr auch aus dem Alkohol, ein Gramm Kohlenhydrate und Eiweiß liefern je 4,2 kcal, ein Gramm Fett 9,3 kcal und Alkohol 7 kcal pro Gramm.

## *Energie aus den Reserven*

Auf alle Fälle muss auch während des Fastens zu jeder Zeit ausreichend Energie für die wichtigsten Organe und Stoffwechselvorgänge zur Verfügung stehen. Gehirn, Nervengewebe, rote Blutkörperchen und das Nierenmark sind auf die Zufuhr von Glukose (kleinste Zuckereinheit) angewiesen, die restlichen Funktionen und Organe können durch den Abbau von Fettbestandteilen aus dem Depotfett versorgt werden. Auch wenn kein Zucker aufgenommen wird und alle Zuckerspeicher (= Glykogenspeicher) in der Leber und Muskulatur aufgebraucht sind, wird aus Muskelprotein in der Leber Glukose hergestellt und so die Versorgung der glukoseabhängigen Gewebe gewährleistet. Ohne diese Stoffwechselumstellung wäre ein mehrtägiges oder gar mehrwöchiges Fasten überhaupt nicht möglich. Man kann davon ausgehen, dass bereits nach drei Tagen ohne Nahrung alle Glykogenspeicher entleert sind und der Organismus Eiweiß abbaut. Nach einer Fastenzeit von 40 Stunden stammen bereits 90 Prozent der wichtigen Glukose aus dem köpereigenen Eiweiß. Am Anfang werden täglich rund 75 Gramm Muskeleiweiß abgebaut. Würde diese Menge jeden Tag abgebaut werden, würde man spätestens nach vier Wochen sterben. Der Stoffwechsel muss sich, um das Überleben zu gewährleisten, umstellen. Es sinkt der Proteinverlust.

## Glukose, der Haupttreibstoff

Glukose (= Traubenzucker) gehört zu den Kohlenhydraten, auch umgangssprachlich Zucker genannt. Sie sind je nach chemischem Aufbau Einfach-, Zweifach- oder Vielfachzucker. Das heißt, sie bestehen aus mehr oder weniger langen Einfachzuckereinheiten. Sie werden im Verdauungstrakt mit Hilfe von Enzymen in die kleinsten Zuckereinheiten abgebaut:

**Nahrungskohlenhydrate**

↓ Abbau im Verdauungstrakt

Glukose → ↑ Blutzuckerspiegel

↑ Insulin/↓ Glukagon

↓

| **Muskel** | **Leber** | **Fettgewebe** |
|---|---|---|
| Verbrennung<br>Speicherung<br>als Glykogen | Verbrennung<br>Speicherung<br>als Glykogen | Umwandlung<br>in Fett und<br>Speicherung als Fett |

- Glukose (Traubenzucker)
- Fruktose (Fruchtzucker)
- Galaktose (Schleimzucker)

Diese kleinsten Zuckereinheiten können aus dem Darm ins Blut aufgenommen werden. Mengenmäßig am bedeutsamsten und auch für den Körper am wichtigsten ist die Glukose. Sie ist die primäre Energiequelle für fast alle Zellen.

Besonders viel Treibstoff in Form von Glukose brauchen das Gehirn, die Leber und der Darm. Alleine das Gehirn braucht pro Tag 140 Gramm Glukose.

Messbar ist die Glukoseaufnahme im Blutzuckerspiegel (= auch Blutglukosespiegel). Steigt der Blutzuckerspiegel, wird von der Bauchspeicheldrüse das Hormon Insulin ausgeschüttet. Das Insulin hilft mit, dass der Blutzuckerspiegel gesenkt wird, da es die Aufnahme von Glukose in die Leber, Muskulatur und Fettgewebe fördert. In der Leber und in der Muskelzelle kann die Glukose »verbrannt« werden und Energie liefern. Wird mehr Glukose aufgenommen als verbraucht, kommt es auch zur Speicherung in Form von Glykogen in der Leber und Muskulatur. Diese Speichermenge ist aber begrenzt. So kann die Leber ca. 100 Gramm Glukose speichern und die gesamte Muskulatur bis zu 500 Gramm. Sind die Glykogenspeicher gefüllt, wird die Glukose in Fett umgewandelt und so als lästige Fettpölsterchen gespeichert.

## *Glukosebereitstellung während der Nahrungskarenz*

Werden keine Kohlenhydrate aufgenommen oder auch sehr viele verbraucht (z. B. beim Sport, bei Stress), sinkt der Blutzuckerspiegel ab, und damit ändert sich sehr schnell die hormonelle Situation im Körper. Der Insulinspiegel sinkt, und der Glukagonspiegel steigt.

Glukagon, auch ein Hormon der Bauchspeicheldrüse, ist der Gegenspieler des Insulins. Es fördert nun den Abbau von Glykogen aus den Speichern. Dies reicht aber nur sehr kurzfristig aus, um den Körper zu versorgen. Jetzt werden Fette eingeschmolzen, und so wird Energie bereitgestellt. Zusätzlich kann aus Eiweißbausteinen Glukose in der Leber und im Laufe des Fastens auch in der Niere aufgebaut werden

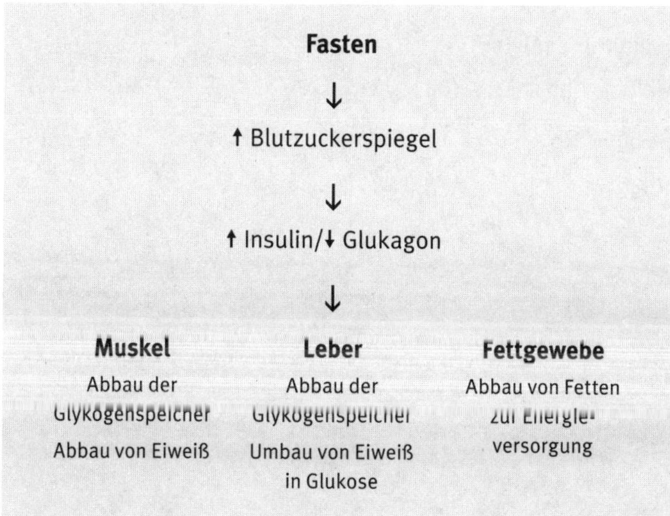


(= Glukoneogenese). Diese vom Körper gebildete Glukose steht nun für die Nervenzellen und Blutkörperchen zur Energiegewinnung zur Verfügung.

## *Eiweißbedarf und -abbau werden gedrosselt*

Neben der Bereitstellung von Eiweißbausteinen zum Aufbau der wichtigen Glukose braucht der Körper zum Um- und Aufbau von Körpersubstanz, zur Synthese von Hormonen u.v.m. ständig Eiweiß aus der Nahrung. Fehlt diese Zufuhr, muss auf körpereigene Reserven zurückgegriffen werden.

Da aber ein Proteinverlust von über einem Drittel zum Tod führen würde, kommt es zu einer speziellen proteinspa-

**Nahrungseiweiß**

↓ Abbau im Verdauungstrakt

Aminosäuren → **Leber**

↓

Aufbau körpereigener Proteine → Muskeln, Blutzellen, ...

Überschüssige Aminosäuren: Umwandlung in Glukose → Umwandlung in Fett und Speicherung im Fettgewebe

↓

Speicherung als Glykogen

renden Umstellung des Körpers. Bereits nach kurzer Zeit werden immer weniger Eiweißstoffe mobilisiert, und je länger gefastet wird, desto niedriger wird der körpereigene Eiweißabbau. So baut der Körper in der ersten Fastenwoche noch 373 Gramm Proteine ab, in der zweiten nur mehr 280 Gramm und in der dritten schon knapp unter 200 Gramm pro Woche. Der hohe Verbrauch von Eiweiß am Anfang ist durch den hohen Umbau von Eiweißbestandteilen in Glukose bedingt. Langsam aber kann sich der Körper auch auf die Verwertung von Fettabbauprodukten (= Ketonkörper) umstellen, und nurmehr Nervenzellen und Blutkörperchen brauchen Glukose.

**Fasten**

↓

Abbau von körpereigenem Protein (Muskeln) → **Leber**

↓

Aufbau körpereigener Proteine → Muskeln, Blutzellen, …

Aufbau von Glukose → Energieversorgung für Gehirn, Zentralnervensystem, Blutzellen

Wird etwas Eiweiß (Buttermilch, Jogurt, Magerquark) gegessen, verringert sich der Proteinabbau. Auch wenn man etwas Kohlenhydrate zuführt, z. B. durch Honig oder Fruchtsäfte, trägt man dadurch zum weiteren Proteinsparen bei.

## *Fettdepots werden abgebaut*

Nachdem jetzt weniger Glukose zur Verfügung steht, sinkt auch ihre Konzentration im Blut (= niedriger Blutzuckerspiegel). Damit sinkt auch der Insulinspiegel. Insulin, das Hormon der Bauchspeicheldrüse, regelt nicht nur den Blutzuckerspiegel, sondern sorgt unter anderem auch dafür, dass Glukose in die verschiedenen Gewebe aufgenommen werden kann und dass der Fettabbau verhindert wird. Ist der Insulinspiegel niedrig, wird jedoch der Fettabbau begünstigt.

Bei diesem Abbau entstehen Fettsäuren, und diese stehen für Herz, Niere und Muskulatur zur Verbrennung und damit zur Energiebereitstellung zur Verfügung.

In der Leber können sie zu den Ketonkörpern (β-Hydroxybutyrat, Azetoazetat und Azeton) abgebaut werden, die dann vom Gehirn und von den Nervenzellen verwertet werden können. Eine geniale Stoffwechselumstellung, die das Überleben des wichtigsten Organs, des Gehirns, so langfristig sicherstellt. Zusätzlich vermindern sie noch die Hungergefühle.

Das Azeton ist auch für den typischen Fastenatem verant-

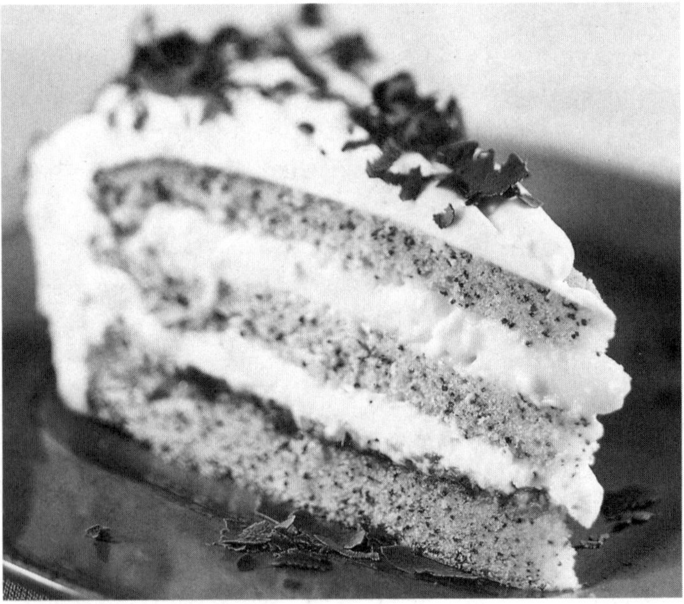

wortlich. Je länger gefastet wird, desto mehr Ketonkörper werden vom Gehirn verwertet.

So verbraucht das Gehirn am dritten Fastentag 100 Gramm Glukose und 50 Gramm Ketonkörper. Am 40. Fastentag sinkt der Verbrauch an Glukose auf 40 Gramm und der von Ketonkörpern steigt auf 100 Gramm an.

## Ketonkörper

Werden Fette im Körper zur Energiegewinnung herangezogen, entstehen sogenannte Ketonkörper. Diese werden über die Blutbahn zu den Organen transportiert, die sie als Energiequelle benötigen.

Sie können auch die Blut-Hirn-Schranke passieren, stellen so eine unverzichtbare Energiequelle für das Gehirn dar. Der typische Anstieg von Ketonkörpern im Blut während des Fastens wird als Ketonämie bezeichnet. Diese bewirkt eine Ketoazidose oder Azidose. Dabei sinkt der pH-Wert des Blutes ab. Dies kann durch eine ausreichende Flüssigkeitszufuhr von drei Litern pro Tag und die Produktion von ausreichend Harn verhindert werden, da Ketonkörper auch mit dem Harn ausgeschieden werden können (= Ketonurie).

Im Hunger verwerten das Gehirn und die Nerven Ketonkörper, die aus Fetten entstehen können.

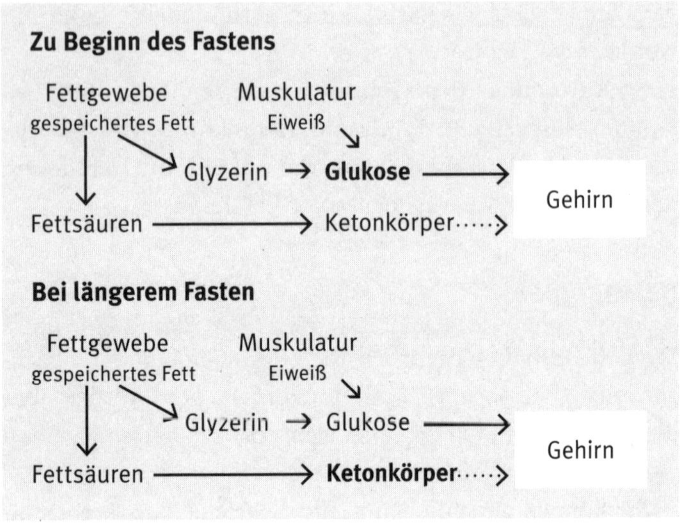


Die Ketonkörper im Harn hemmen aber auch die Harnsäureausscheidung über die Niere. Damit steigt der Harnsäurespiegel im Blut an und kann bei Personen mit Gicht zu einem Gichtanfall führen. Die Kontrolle der Harnsäurewerte ist aus diesem Grund unbedingt erforderlich.

Die Auswirkungen auf den Fett-, Kohlenhydrat- und Eiweißstoffwechsel beim Fasten sind jedoch auch abhängig vom Körpergewicht. Normalgewichtige und übergewichtige Personen zeigen hier ganz bedeutsame Unterschiede. Nicht nur, dass Übergewichtige über deutlich mehr Fettreserven verfügen, sie haben in den ersten Tagen des Fastens auch beispielsweise mehr Ketonkörper im Blut, und ihr Eiweißumbau ist größer.

## Hormonelle Veränderungen während des Fastens

Aufgrund der extremen Nahrungseinschränkung treten bereits nach wenigen Tagen vielfältige hormonelle Veränderungen und Stoffwechselveränderungen auf, wie man sie auch in ähnlicher Form bei Personen mit Ess-Störungen findet. Diese Veränderungen sind lebensnotwendige Anpassungs- und Umschaltungsprozesse.

In den ersten Tagen des Nichtessens kommt es zu einem deutlichen Abfall des Insulinspiegels. Andererseits steigt die Konzentration von Glukagon. Damit kann vermehrt Fett abgebaut werden, und zusätzlich können aus Fettsäuren die Ketonkörper entstehen, die ja im Hungerstoffwechsel eine wichtige Energiequelle darstellen.

Isst man nach längerem Fasten wieder, muss sich die Insulinausschüttung erst wieder anpassen. Dadurch hat man auch bei Personen, die keine Zuckerkrankheit haben, eine verminderte Glukosetoleranz.

Bei längeren Fastenzeiten, und hier besonders bei stark übergewichtigen Personen, wird weniger Glukagon hergestellt, und somit normalisiert sich der Glukagonspiegel.

Messbar ist aber auch der Abfall der Schilddrüsenhormone. Da diese Hormone Einfluss auf den Energiebedarf haben, kommt es zum Absinken des Grundumsatzes. Außerdem wirkt ein Mangel an Schilddrüsenhormonen auch auf das Wärmeempfinden. Man wird kälteempfindsamer.

Der absinkende Blutzucker- und Insulinspiegel, aber auch

das Leerwerden des Magens regen die Adrenalinausschüttung an. Speziell in den ersten sieben Fastentagen kann dies nachgewiesen werden. Nicht selten beginnt aber die vermehrte Adrenalinausschüttung schon vor dem Nahrungsverzicht, wahrscheinlich bereits durch die innere Auseinandersetzung mit dem geplanten Vorhaben.

Die Wachstumshormone steigen bis zum dritten Tag an und fallen aber auch dann kontinuierlich ab. Dies hilft mit, Fett abzubauen.

Während des Fastens sinkt der Leptinspiegel. Leptin ist ein Hormon, das in den Fettzellen produziert wird. Es hat eine appetithemmende Wirkung. Werden im Körper Fettreserven abgebaut, nimmt auch die Menge an im Körper zirkulierendem Leptin ab, was dann zur Zunahme des Appetits führt. Ein Gewichtsverlust von zehn Prozent des Körpergewichtes halbiert sogar den Leptinspiegel im Blut. Dies ist mitverantwortlich, dass viele Fastende auf einmal und völlig unerwartet von extremen Hungergefühlen geplagt werden. Hält man das reduzierte Körpergewicht, normalisiert sich aber auch der Leptinspiegel wieder.

Beim Fasten hat der Leptinmangel dann auch noch weitere endokrine Folgen: Es kommt zum Abfallen folgender Hormonspiegel: Wachstumshormon, Schilddrüsenhormon, Glukokortikoidhormon. Bei extremen Hungerzuständen, wie beispielsweise bei der Magersucht, wird überhaupt kein Leptin mehr freigesetzt. Dies führt unter anderem dazu, dass die Monatsblutung ausbleibt.

Gemessen wurde auch schon eine verringerte Melatonin-

**Hormonelle Veränderungen und deren Auswirkungen während des Fastens**

↑ Insulin
↓ Glukagon } vermehrter Glykogen- und Fettabbau, Umbau von Eiweiß in Glukose

↑ Wachstumshormon: vermehrter Fettabbau

↓ Schilddrüsenhormon: reduziert Grundumsatz

ausscheidung mit dem Urin. Das kann gemeinsam mit einer Verminderung des Magnesiumspiegels im Blut zu einer subjektiv verbesserten Schlafqualität führen und auch die Konzentrationsfähigkeit bei normalen Tagesanforderungen verbessern.

Unterschiedliche Einflüsse auf die Höhe der hormonellen Veränderungen hat aber offensichtlich das Körpergewicht. Übergewichtige Personen haben während des Fastens weit höhere Plasmainsulin- und Leptinkonzentrationen als Schlanke.

# Psychische Veränderungen während des Fastens

## Gute Stimmung durchs Fasten

Fasten kann ähnliche Wirkung wie LSD oder Ecstasy hervorrufen. Die psychischen Effekte einer länger dauernden Fastenperiode und die Wirkung einiger Drogen sind bemerkenswert ähnlich. Die Ursache liegt im Nervensystem und Gehirn. Eine zentrale Rolle für die Regelung der Stimmung spielt das sogenannte serotonerge System im Gehirn.

Dieses System kann durch legale und illegale Drogen (z.B. Ecstasy) aktiviert werden. Bei Depressionen und Angststörungen funktioniert dieses System nicht mehr normal. Üblicherweise wird ein spezieller Botenstoff, das Serotonin, produziert. Dieser sogenannte Neurotransmitter ist unter anderem für die gute Stimmung verantwortlich. Für den Aufbau braucht das Gehirn einen Eiweißbaustein, das Tryptophan. Dabei ist das Hormon Insulin mitverantwortlich, dass ausreichend Tryptophan ins Gehirn gelangen kann. Insulin wird aber erst nach einer kohlenhydrathaltigen Mahlzeit ausgeschüttet.

Denselben Effekt konnte man aber auch schon nach einer fettreichen Mahlzeit feststellen. Auch durch den hohen Anteil an freien Fettsäuren im Blut kann mehr Tryptophan ins Gehirn, da durch sie das ans Tryptophan gebundene Albumin freigesetzt wird. Dadurch kommt es durch kleine kohlenhydrat- bzw. fettreiche Lebensmittel zur Verbesserung der allgemeinen Stimmungslage. Man fühlt sich einfach besser, hat keinen Hunger mehr, ist weniger schmerzempfindlich

Der Botenstoff Serotonin ist für die euphorisierende Stimmung während des Fastens verantwortlich.

und ängstlich, das heißt, man fühlt sich einfach wohler, wenn auch etwas schläfriger.

Beim Fasten passiert nun Folgendes: Der Körper schüttet kontinuierlich den Botenstoff Serotonin im Gehirn aus, und das bereits nach kurzer Nahrungskarenz. Während des freiwilligen Nahrungsverzichtes steigt der Spiegel an Serotonin sehr hoch an, weil auch die Anzahl spezieller Transporter, die den Serotoninspiegel sonst auf Normalniveau halten, verringert werden.

Dadurch hat man eine höhere Serotoninkonzentration als üblich, die in der Folge zum oft beschriebenen Hochgefühl bis hin zur Euphorie führt. Zusätzlich reizen spezielle Fastenstoffwechselprodukte, wie die Ketonkörper, die Endorphinrezeptoren im Gehirn. Auch das führt zur besseren Stimmung und zum Gefühl des Frei- und Beflügelt-Seins. Diese Effekte stellen sich nach zwei oder drei Fastentagen ein.

Wer nicht freiwillig fastet, wird davon nichts bemerken. Dann kommt es nämlich wie beim Hungern nur zu negativen Effekten wie Stress, Angst und Depressionen oder Aggressivität. Verantwortlich dafür sind stressbedingte, neurobiologische und neuroendokrine Effekte. Die auftretende depressive Stimmungslage durch eine verminderte Energiezufuhr über Wochen oder Monate findet man auch bei Patienten mit Ess-Störungen.

## Kognitive Veränderungen während des Fastens

Es gibt hier ganz unterschiedliche Untersuchungsergebnisse. So konnte bei bereits sehr kurzen Fastenperioden von einigen Stunden festgestellt werden, dass die Bearbeitungszeit bei räumlichen Gedächtnisaufgaben verlängert ist. Man braucht auch länger, um beispielsweise eine Wortliste zu lernen.

Andere Untersuchungen zeigten dagegen, dass auch bei 24-stündigem Fasten keine Einbuße der Aufmerksamkeit festzustellen ist.

Beim mehrtägigen Fasten kann es jedoch zu einer Verlängerung der Reaktionszeiten kommen. Dies ist besonders problematisch im Straßenverkehr oder bei entsprechenden Arbeiten.

Im Vergleich zu Nichtfastenden sinkt auch der Lerneffekt, insbesondere beim Lernen von Synonymen. Unverändert bleibt aber die Leistung bei Additionsaufgaben oder einfachen verbalen Gedächtnisaufgaben.

## Sonstige Veränderungen

### *Nach dem Fasten schmeckt alles intensiver*

Nach dem Fasten werden Geschmacksempfindungen wie süß oder salzig besonders intensiv wahrgenommen, unverändert bleibt die Empfindlichkeit für Bitteres.

Das erste Stück Schokolade schmeckt besonders süß, ei-

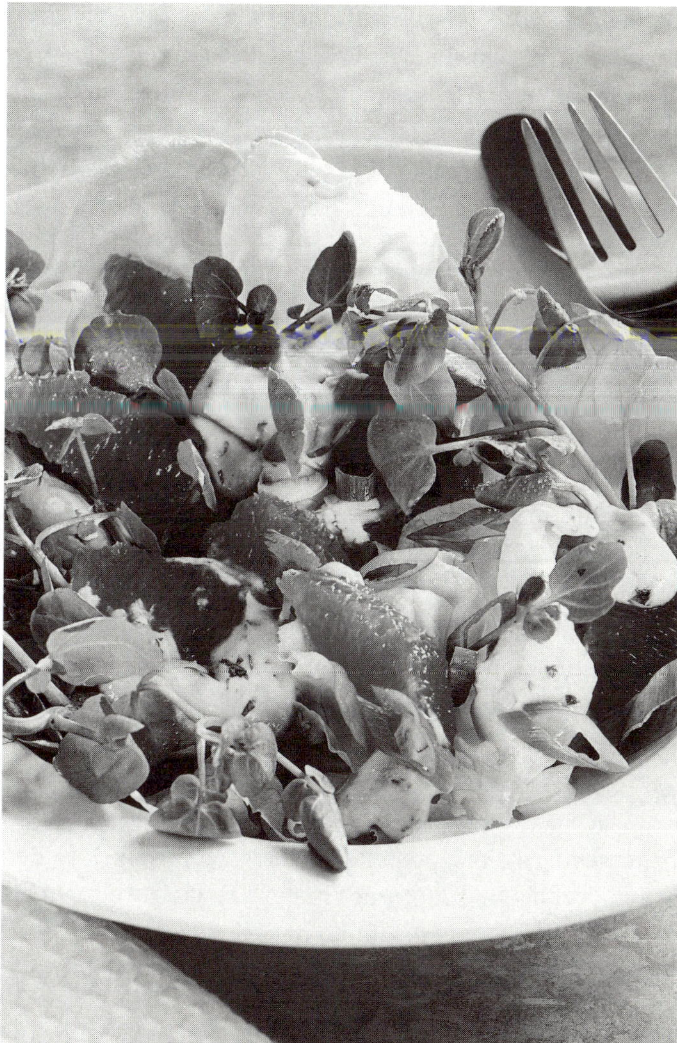

gentlich um ein Vielfaches intensiver als vor der Nahrungskarenz. Diesen Umstand sollte man gleich für eine langfristige Ernährungsumstellung nutzen und dauerhaft vor allem weniger Zucker und Salz konsumieren. Von Vorteil ist auch, dass nach dem Fasten üppige, fettreiche Speisen als Belastung empfunden werden und nicht mehr so gerne gegessen werden wie vorher.

## Versorgung mit Vitaminen und Mineralstoffen

Strenge Formen des Fastens können zur Unterversorgung mit einzelnen Vitaminen und Mineralstoffen führen. Das Risiko ist umso größer, je schlechter die Nahrungsmittelauswahl und das Essverhalten vor dem Fasten waren.

Bestehende, vielleicht noch nicht sichtbare Mängel werden so schnell spürbar. Dies ist auch oft der Grund, warum beim stationären Fasten fast immer routinemäßig Vitamin- und Mineralstoffpräparate verabreicht werden.

### *Mineralstoffe*

Durch Untersuchungen belegt ist, dass es vor allem in den ersten drei bis fünf Tagen des Fastens zu einer vermehrten Ausscheidung von Natrium kommt. Dafür verantwortlich sind vor allem der Abfall des Insulinspiegels und der Anstieg des Hormons Glukagon. Diese rasche Natriumausscheidung erklärt auch den raschen Gewichtsverlust am Anfang.

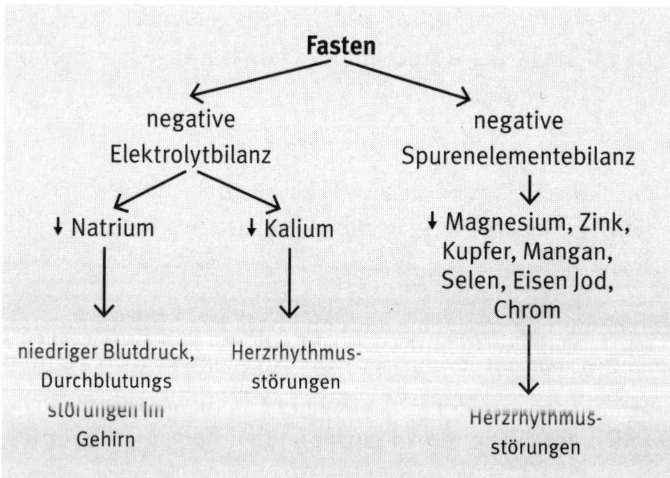


Natrium bindet üblicherweise Wasser im Körper. Wenn jetzt vermehrt Natrium ausgeschieden wird, unterbleibt auch die Wasserbindung, und damit zeigt die Waage weniger Gewicht an. Die Natriumverluste können nach dem Fasten bereits innerhalb eines Tages wieder ausgeglichen werden.

Besonders leicht kann es zum Kaliummangel kommen. Bereits am ersten Fastentag kann die Kaliumausscheidung ihr Maximum erreichen. Die Kaliumverluste sind relativ bedeutend.

Dies führt genauso wie ein Magnesium- und/oder Kalziummangel und eine negative Spurenelementebilanz sehr schnell zu Herzrhythmusstörungen oder kann bereits bestehende verstärken. Um dies zu verhindern, sind Gemüsebrühen, Obstsäfte und Buttermilch bestens geeignet. Nach dem Fasten braucht der Körper mindestens vier Tage, um die Verluste wieder auszugleichen.

Frische Obst- und Gemüsesäfte sowie Honig und etwas Eiweiß verhindern große Elektrolytverluste.

Kalzium und Magnesium werden erst gegen Ende der ersten Fastenwoche ausgeschieden. Die Kalziumverluste können durch geringe Gaben von Protein (z.B. durch Buttermilch, Quark), wie es beim proteinsparenden oder modifizierten Fasten üblich ist, reduziert werden. Auch die Magnesium- und Phosphorbilanz verbessert sich dadurch.

## Vitamine

Prinzipiell kann man davon ausgehen, dass bei einer Fastenzeit bis zu drei Wochen die im Körper gespeicherten Vitaminreserven ausreichen, um Mangelerscheinungen zu verhindern.

Zu den möglichen Vitaminmangelerscheinungen während des Fastens gibt es nur wenige Untersuchungen. Zu diskutieren ist auf alle Fälle, ob durch die vermehrte Ausscheidung von Wasser auch mehr wasserlösliche Vitamine ausgeschieden werden. Untersucht wurde dies am Vitamin $B_1$ (Thiamin). Während einer Reduktionskost von ca. 1000 kcal konnten in den ersten 14 Tagen kein auffallendes Absinken des Vitamin-

$B_1$-Blutspiegels und keine vermehrte Ausscheidung über den Harn festgestellt werden. Entsprechend gab es auch keine für dieses Vitamin typischen Mangelerscheinungen, wie beispielsweise Schlaflosigkeit, Schwäche und vieles mehr.

Anders ist es aber beim Fasten, wenn überhaupt kein Thiamin zugeführt wird. Bereits vom ersten Tag an nimmt der Gehalt im Blut ab, wobei es aber nicht mehr ausgeschieden wird, im Gegenteil, auch der Gehalt an diesem wasserlöslichen Vitamin nimmt im Harn ab dem ersten Fastentag ab. Offenbar wird es für wichtige Stoffwechselvorgänge verbraucht. Obwohl biochemisch ein Vitaminmangel nachweisbar war, traten aber keine klinischen Symptome auf.

Beobachtet wird von erfahrenen Fastenärzten immer wieder, insbesondere bei älteren oder sehr erschöpften Personen, ein Mangel an Vitamin $B_1$, $B_6$, $B_{12}$ und C. Sie berichten, dass die Gabe dieser Vitamine in Kombination mit Kalzium und Magnesium ausgesprochen belebend wirken soll.

Die routinemäßige Einnahme von Vitaminen und Mineralstoffen während des Fastens ist auf alle Fälle nie falsch.

## Fasten und Reinigung

### *Entschlackung*

Beim Begriff »Schlacken« gibt es viele Diskussionen. Viele Wissenschaftler sehen darin einen irreführenden Begriff, da bei normaler Verdauungs- und Stoffwechselfunktion alle vom Körper nicht benötigten Substanzen ohnehin über Niere, Darm, Lunge oder Haut ausgeschieden werden.

Schlacken werden aber vielfältig definiert. Manche sehen darin physiologische Stoffwechselprodukte in erhöhten Mengen im Blut, wie Triglyzeride, Cholesterin oder Glukose oder das vermehrt gespeicherte Fett in den Fettzellen. Da durch das Fasten die Triglyzerid-, Cholesterin- und Blutzuckerspiegel abfallen und auch noch überschüssiges Fett aus den Fettzellen abgebaut wird, werden diese durchaus positiven Stoffwechselvorgänge als »Entschlackung« bezeichnet.

Eigentlich hängt der Begriff »Schlacken« von der Definition ab. Üblicherweise sind Schlacken Verbrennungsrückstände oder Stoffe aus unvollständiger Verbrennung. Bezieht man dies auf die Ernährung, so handelt es sich dabei um die Verbrennungsrückstände Harnstoff (bleibt bei der Eiweißverbrennung übrig) und $CO_2$(= Endprodukte aller Nährstoffverbrennungen). Aber auch Purine und Ketonkörper könnte man dazuzählen. Vorstellbar ist aber auch, dass alles Unverbrennbare im Bereich Ernährung zu den Schlacken zählen könnte, wie Ballaststoffe, Kreatin oder Kreatinin, aber auch unverwertbare Mineralstoffe, wie Silikate. Unverbrennbar sind aber auch alle Umweltgifte (PCB, Dioxine, chlorierte Kohlenwasserstoffe) und Pestizide.

Wenn man aber nun den Hungerstoffwechsel betrachtet, sieht man, dass gerade beim Fasten sehr viele Purine und Ketonkörper anfallen, die dann ausgeschieden werden müssen. Tatsächlich abgebaut werden aber im Fettgewebe gespeicherte fettlösliche Substanzen (vorwiegend Umweltgifte), die dann über die Nieren ausgeschieden werden. Dabei handelt es sich um eine Reihe von chlorierten Kohlenwasserstoffen, unter anderem das DDT oder das PCB, und um Schwermetalle wie Blei, Kadmium oder auch Quecksilber.

## Fasten und Gewichtsveränderung

### *Fettspeicher*

Der größte Energiespeicher ist das Fettgewebe, jede Fettzelle (= Adipozyt) speichert Fett in Form von Triglyzeriden, die bei Bedarf dann als Fettsäuren wieder freigesetzt werden können. Fettgewebe findet man überall im Körper. Die Verteilung ist jedoch geschlechts- und altersspezifisch. Männer haben den Großteil des Körperfettes im Bauchbereich (= Bierbauch oder abdominales Fett). Dieses ist besonders stoffwechselaktiv, wird bei Bedarf bevorzugt eingeschmolzen, ist aber ein großes Gesundheitsrisiko. Frauen hingegen haben insgesamt einen höheren Fettanteil als Männer. Ihre Vorräte sitzen bis zur Menopause bevorzugt im Hüftbereich (Birnentyp oder gynoide Form der Fettverteilung). Diese Fettzellen sind auch größer als die der Männer. Eine erwachsene Frau hat an den Oberschenkeln physiologisch eine durchschnittlich doppelt so dicke Fettschicht wie ein Mann im gleichen Alter. Wahrscheinlich spielt bei dieser geschlechtsspezifischen Fettspeicherung und -verteilung der Hormonspiegel, speziell das Hormon Östrogen, eine entscheiden-

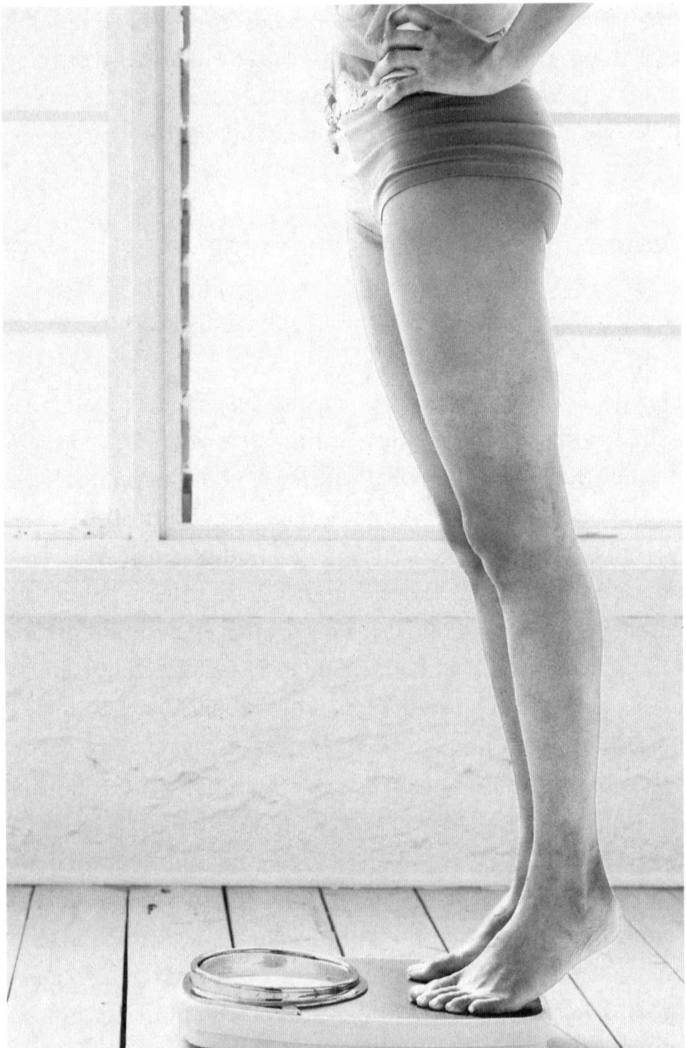

de Rolle. Damit ist sichergestellt, dass bei einer eventuellen Schwangerschaft auch bei Nahrungsknappheit der Körper der Mutter und des Kindes ausreichend mit Energie versorgt werden kann.

Das Fettgewebe insgesamt ist enorm stoffwechselaktiv. Es produziert viele Stoffe, wie Enzyme oder Hormone. Damit kann je nach Versorgungssituation Fett gespeichert oder abgebaut werden.

## *Hoher Gewichtsverlust am Anfang*

In den ersten Tagen des Fastens kommt es immer zu einem rapiden Gewichtsverlust. Dieser wird vor allem durch eine vermehrte Wasser- und Elektrolytausscheidung bewirkt. Nach und nach verlangsamt sich die Gewichtsreduktion. Dafür verantwortlich ist der verminderte Energieumsatz. Durch den Abbau von Muskelmasse sinkt der Grundumsatz, und der Energieverbrauch der Verdauungsarbeit entfällt.

## *Zusammensetzung des Gewichtsverlustes beim Fasten*

Bei vierwöchigem Fasten können bis zu zwölf Kilogramm Gewicht verloren werden. Aber nur 43 Prozent (= 5,2 Kilogramm) davon sind reines Fettgewebe. Weitere 37 Prozent sind Proteine, die mobilisiert werden mussten, und die restlichen 20 Prozent sind ausgeschiedenes Körperwasser.

Isst man drei bis vier Tage nichts, zeigt die Waage bereits ei-

**Zusammensetzung des Gewichtsverlustes**

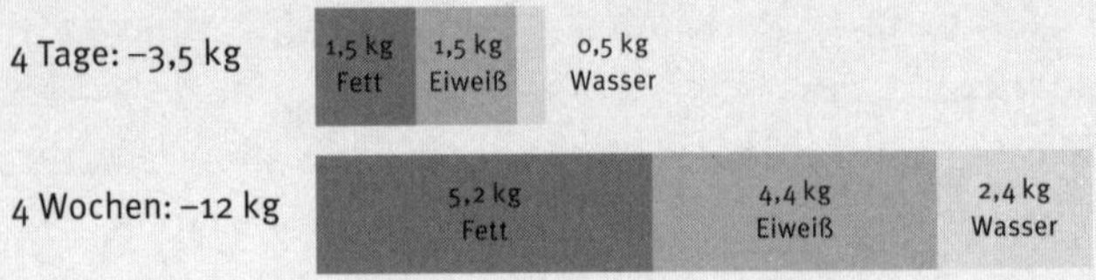


nen Gewichtsverlust von fast dreieinhalb Kilogramm an. Davon sind nur eineinhalb Kilogramm reines Körperfett, das abgebaut wurde. Fast die gleiche Menge an Gewicht wird durch den Wasserverlust hervorgerufen und der Rest (über 0,5 Kilogramm) durch den Abbau von körpereigenem Eiweiß.

Weniger als die Hälfte des Gewichtsverlustes auf der Waage ist tatsächlich Körperfett.

## *Die Größe der Fettzellen ändert sich, nicht die Anzahl*

Bereits nach 48 Stunden Fasten vermindert sich die Größe der Fetttröpfchen im Fettgewebe, und nach 72 Stunden bekommen die Fettzellen mehr Hohlräume. Wird länger keine Energie zugeführt, nimmt die Anzahl der Fetttröpfchen im Fettgewebe ab, und die Zellen verändern ihre Gestalt. Sie werden jetzt sehr häufig spindelförmig. Das Volumen der

Zellen wird verkleinert, nicht jedoch die Anzahl der Fettzellen. Diese werden nicht ab- oder umgebaut. Der Abbau von Fett erfolgt auch nicht am ganzen Körper gleichmäßig. Zuerst wird immer das Fett im Bauchbereich und erst dann im Bereich der Hüften eingeschmolzen. Nach dem Fasten haben alle verkleinerten Fettzellen ein besonderes Bestreben, sich wieder zu füllen.

Fettzellen werden verkleinert, aber nicht reduziert.

## *Der Energiebedarf sinkt während des Fastens*

Durch die vielen Stoffwechselumstellungen und -anpassungen ändert sich der Energiebedarf. Prinzipiell schaltet der Körper auf Sparflamme, um so das Überleben zu sichern.

Wer länger fastet und damit zehn Prozent seines Ausgangsgewichtes abnimmt, senkt seinen Grundumsatz um 16 Prozent. Reduziert jemand sein Körpergewicht sogar um ein Viertel, kommt es zu einer Senkung des Grundumsatzes um 30 Prozent.

Die Reduktion des Grundumsatzes erfolgt kontinuierlich ab dem dritten Fastentag. Je länger gefastet wird, desto größer ist demnach auch der Rückgang des Energiebedarfs. Liegt beispielsweise der durchschnittliche Grundumsatz bei Fasten-

Fasten senkt den Energiebedarf langfristig.

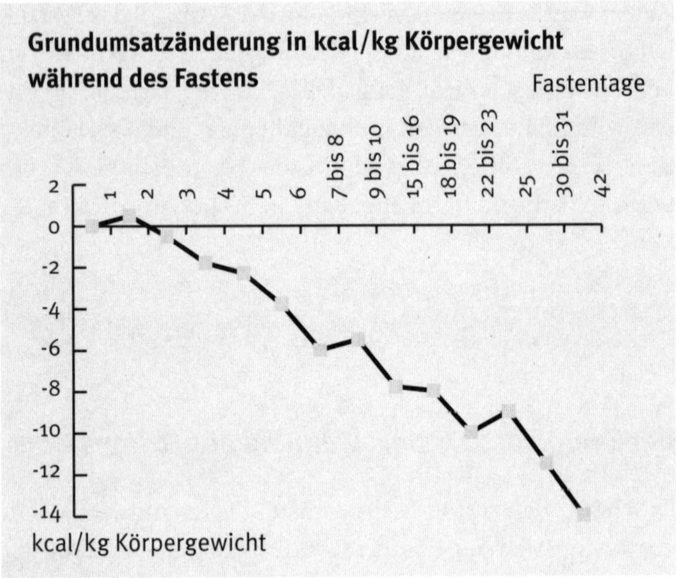


beginn bei 30,2 kcal pro kg Körpergewicht, ist dieser nach einer Woche bereits um 5 kcal pro kg Körpergewicht reduziert. Das bedeutet, dass eine 70 Kilogramm schwere Person eine Grundumsatzsenkung von 350 kcal pro Tag aufweist.

Hauptursache dafür ist vor allem der unweigerlich passierende Abbau von Muskelmasse. Daneben kann der Abfall der Schilddrüsenhormone dafür verantwortlich gemacht werden. Die Grundumsatzänderung bleibt aber auch nach Beendigung der Fastenperiode bestehen. Also Achtung: Man braucht nach dem Fasten weniger Energie und nimmt deshalb schneller wieder zu. Um dies zu verhindern, sollte auch nach dem Fastenbrechen sehr bewusst gegessen werden.

## *Fasten zur Gewichtsreduktion*

Wer mit dem Fasten alleine kurz und schnell Gewicht verlieren will, hat langfristig keinen Erfolg. Fasten als Einstieg in eine professionelle Gewichtsreduktion lohnt sich nur, wenn man langfristig sein Ernährungs- und auch Bewegungsverhalten ändert. Der kurzzeitige Nahrungsverzicht zum Einstieg kann aber die Wahrnehmung für Hunger, Sättigung und Appetit bewusster machen und besonders motivierend sein.

Fasten kann nur als Einstieg in eine langfristige Gewichtsreduktion dienen.

In früheren Jahren war absolutes Fasten eine oft angewandte Therapieform bei starkem Übergewicht in Kliniken und Sanatorien. Viele Experten lehnen diese Form der Gewichtsreduktion aufgrund der möglichen negativen Auswirkungen und des geringen Langzeiterfolges aber völlig ab. Immerhin hat sich aber gezeigt, dass bis zu einem Drittel der stationär fastenden Übergewichtigen nach mindestens zwei Jahren das während des Fastens abgenommene Gewicht nicht wieder zugenommen haben, sondern im Gegenteil, sie haben noch weitere zehn Kilogramm abgenommen. Sie hatten insgesamt 20 Kilogramm weniger Körpergewicht als vor der Fastenkur. Andererseits gibt es aber eine beträchtliche Zahl an Übergewichtigen, die nach dem Fasten wieder sehr stark zunehmen, und zwar mehr als ein Drittel ihres Ausgangsgewichtes.

## *Fasten ist keine geeignete Methode zur Gewichtsreduktion*

Wer fastet, um abzunehmen, wird schnell enttäuscht. Zwar zeigt die Waage einige Kilos weniger an, aber diese Gewichtsreduktion ist nicht ausschließlich auf den Abbau der überflüssigen Fettpölsterchen zurückzuführen.

Im Hungerstoffwechsel wird auch Eiweiß aus den Muskeln abgebaut und vermehrt Wasser ausgeschieden. Durch den Abbau der Muskelmasse sinkt der Grundumsatz, jene Energiemenge, die man zur Aufrechterhaltung der Lebensfunktionen in völliger Ruhe braucht. Genauso wie bei einseitigen, drastischen Diäten schaltet der Körper auf Sparflamme. Dabei handelt es sich um eine Überlebensstrategie des Körpers, der ja nicht weiß, wie lange er keine Nahrung mehr bekommt.

Er bereitet sich relativ schnell auf eine lang andauernde »Hungerperiode« vor. Der Stoffwechsel bleibt auch nach Beendigung der Fastenkur noch reduziert, das heißt, man verbraucht einfach weniger Energie als vor dem Nahrungsentzug.

Damit steigt das Risiko, dass man schneller wieder zunimmt. Bekannt ist dieser Umstand unter dem Begriff »Jo-Jo-Effekt«. Leider unterscheidet der Körper hier nicht zwischen einer sinnlosen, einseitigen Diät und dem Fasten. Fasten bei Übergewicht dient jedoch nicht in erster Linie zur Gewichtsreduzierung, sondern vielmehr zur Förderung eines gesünderen Lebensstils.

Nach dem Fasten erhöht sich unter anderem das Verlangen nach »gesunden« Nahrungsmitteln, und die Lust auf Bewegung steigt.

Niemand hat so viel Angst vor einer Gewichtszunahme wie der, der hungert oder Gewicht abgenommen hat.

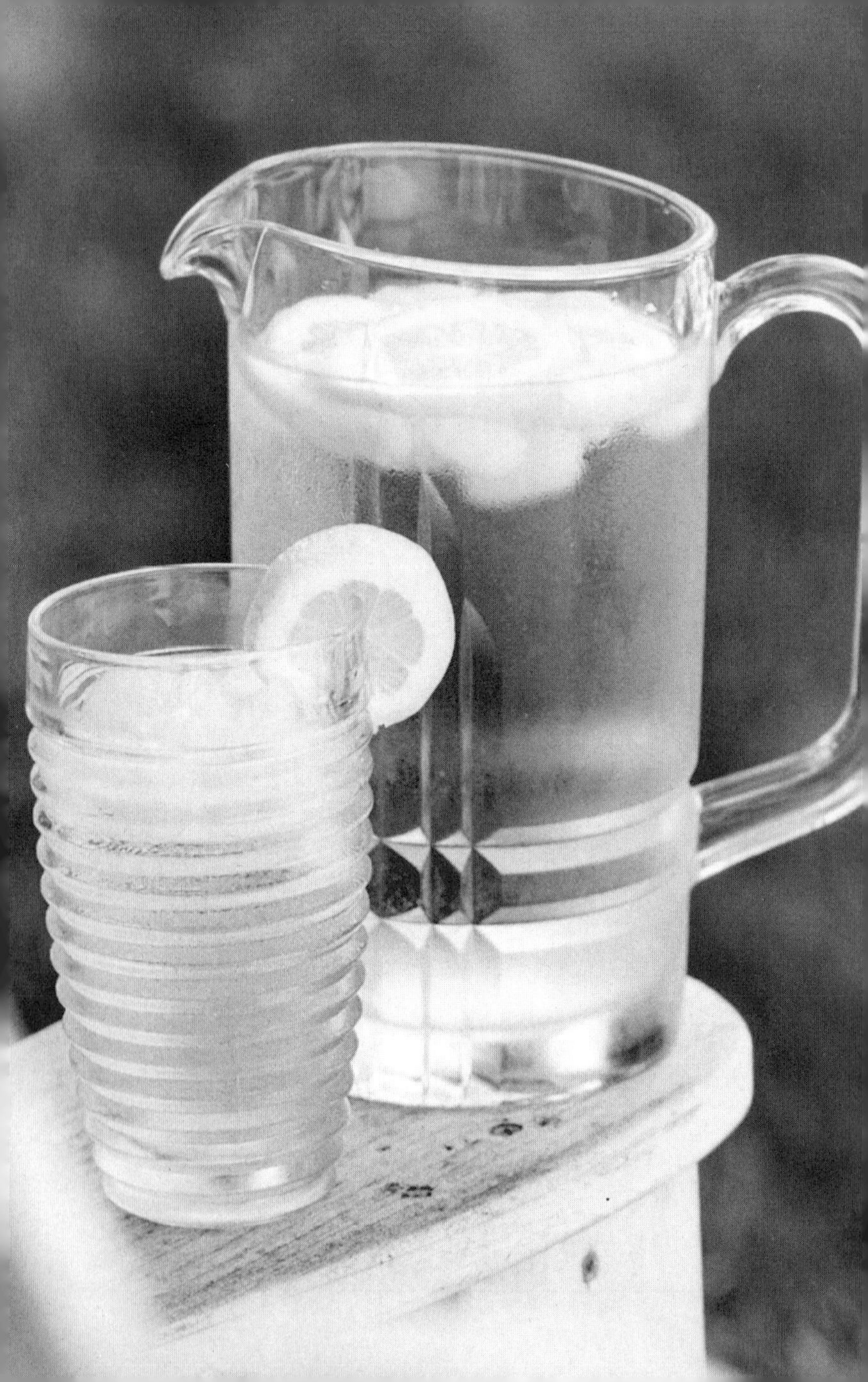

# Formen des Fastens

*»Jeder kann zaubern,*
*jeder kann seine Ziele erreichen,*
*wenn er denken kann,*
*wenn er warten kann,*
*wenn er fasten kann.«*

Hermann Hesse

## Gängige Fastenformen

Es gibt eine ganze Reihe von gängigen Fastenformen. Viele sprechen bereits von Fasten, wenn auf einzelne Mahlzeiten verzichtet wird. Besonders modern ist in diesem Zusammenhang der Verzicht aufs Abendessen (Dinner Cancelling). Die strengste Form des Fastens ist das Totalfasten, gefolgt vom Wasser- und Teefasten. Beliebt sind aber auch Saft- und Molkefasten und Schleimfasten. Diese Fastenformen sind für Gesunde und können, ärztliche Zustimmung vorausgesetzt, auch allein durchgeführt werden. Dazu bedarf es aber einiger grundlegender Voraussetzungen (siehe Seite 267 ff).

Heilfasten (z.B. nach Buchinger) hingegen wird als medizinische Methode angesehen und sollte nur unter einer fastenärztlichen Leitung stationär erfolgen. Dem Fasten sehr verwandt sind auch die F.X.-Mayr-Kur und die Schrothkur. Außerdem gibt es noch einige Gewichtsreduktionsmethoden, die sich nur schlecht vom Fasten abgrenzen lassen. Dazu zählen die Nulldiät, die proteinmodifizierten Formuladiäten, auch VLCD (= very low caloric diets) und diverse Crash-Diäten.

## Verzicht aufs Frühstück

Bereits bei Verzicht auf eine Mahlzeit kommt es zu Auswirkungen im Stoffwechsel. Wer kein Frühstück isst, hat im Vergleich zu den Personen, die am Morgen etwas essen, einen viel niedrigeren Insulinspiegel über einige Stunden im Blut. Je nach Zusammensetzung der Mahlzeit ist dieser mindestens zehnfach so hoch wie beim Fastenden. Der Serumspiegel von Glukagon hingegen steigt an und hilft mit, dass Energie aus Körperreserven mobilisiert wird.

Damit verbunden sind aber auch unerwünschte Begleiterscheinungen. Bei Schulkindern hat man herausgefunden, dass dieses Morgenfasten Konzentrationsvermögen und Leistungsfähigkeit negativ beeinflusst. Sie machen auch mehr Fehler und können Informationen nur langsamer abrufen, besonders dann, wenn ihre Ernährungsgewohnheiten insgesamt nicht besonders gut sind.

## Dinner Cancelling

Dinner Cancelling bedeutet, ab einer bestimmten Tageszeit (etwa 17 Uhr) nichts mehr zu essen. Der Vorteil soll da-

| **Fasten für Gesunde** | **Heilfasten** |
|---|---|
| • zur Vorbeugung<br>• Kurzzeitfasten<br>• ärztliche Kontrolle empfohlen<br>• zu Hause / stationär | • medizinische Methode<br>• Langzeitfasten<br>• nur unter ärztlicher Leitung<br>• stationär |

rin liegen, dass durch den leeren Magen in der Nacht ein intensiveres Regenerationsprogamm ablaufen kann. Viele Forscher sind bereits jetzt überzeugt, dass der Verzicht auf das Abendessen die beste Anti-Aging-Strategie im Rahmen der Ernährung ist. Durch diese beschränkte Kalorienzufuhr können körpereigene Zellreparatur-Mechanismen angeregt werden. Außerdem kommt es auch zu einer leichten Absenkung der Körpertemperatur, auf diese Weise wird ein nächtlicher »Winterschlaf« simuliert. Dadurch kommt der Körper so richtig in Ruhe und hat die Möglichkeit zur Regeneration. Effektiv wird das Dinner Cancelling bereits, wenn konsequent zweimal pro Woche auf ein spätes Abendessen verzichtet wird.

## *Intermittierendes Fasten*

Dabei handelt es sich um längere Pausen zwischen der Essenszufuhr. Man schränkt einfach seine Mahlzeitenfrequenz ein. Eigentlich handelt es sich dabei um ein periodisches, zeitweiliges oder abgesetztes Fasten, das immer wieder durch einzelne Mahlzeiten unterbrochen wird.

Je länger die Zeit zwischen der Nahrungsaufnahme ist, desto besser. Wie beim richtigen Fasten sollte aber auch in dieser Periode reichlich Flüssigkeit aufgenommen werden. Bereits bei dieser Form des Fastens kommt es zu günstigen Auswirkungen, die beispielsweise die Vorteile einer verringerten Kalorienaufnahme über längere Zeit übertreffen. Es kommt zum Abfall des Blutzuckerspiegels und damit auch des Insulinspiegels. Weiters erhöht sich die Widerstandsfähigkeit der Neuronen im Gehirn gegen verschiedene schädliche Einflüsse. Im Tierversuch kommt es zur Unterdrückung der Entwicklung von vielen altersbedingten Erkrankungen und zur Erhöhung der Lebenserwartung. Die Hauptwirkung wird der Verhinderung von oxidativen Schäden zugeschrieben.

## Totales Fasten

Beim totalen Fasten handelt es sich um die strengste Form des Fastens. Man spricht auch von Nulldiät.

Zugeführt werden ausschließlich energiefreie Getränke in Form von Wasser, Mineralwasser oder Tee. Längerfristig ist die Unterversorgung mit Vitaminen und Mineralstoffen, vor allem mit Natrium, Kalium, Magnesium und Kalzium, problematisch.

## *Saftfasten*

Hier werden kleine Mengen an Obst- und Gemüsesäften getrunken, und Gemüsesuppen sind erlaubt. Die Energieaufnahme liegt pro Tag zwischen 150 und 300 kcal. Über die Säfte werden Vitamine und Mineralstoffe in natürlicher Form zugeführt. Durch das günstige Verhältnis von Kalium und Natrium im Obst wird vor allem in den ersten Fastentagen die Ausscheidung (Diurese) gefördert. Der geringe Kohlenhydratanteil der Säfte hilft auch noch zusätzlich mit, dass weniger Muskelprotein abgebaut wird.

Eingeleitet wird das Saftfasten sehr oft mit einem Obsttag. Durch die sättigende Wirkung der in den Früchten enthaltenen Ballaststoffe wird nämlich der Beginn des Fastens erleichtert. Frische Säfte sollten nicht zu dick sein, am besten verdünnt man sie mit Wasser oder auch Tee.

## *Molkefasten*

Beim Molkefasten werden ein bis eineinhalb Liter mit Eiweiß und Kohlenhydraten angereicherte Molke (= Kur-Molke) in kleinen Portionen über den Tag verteilt getrunken. Zusätzlich gibt es bis zu drei Liter spezielle Kräuter- und Früchtetees, wie z. B. Weißdorn-, Löwenzahn-, Brennnessel- oder Schafgarbentee, und Mineralwasser, das kohlensäure- und natriumarm ist. Der in der Molke enthaltene Milchzucker und die Milchsäure sollten sich besonders positiv auf das Darmmilieu und die Darmfunktion auswirken.

## Modifiziertes Fasten/proteinsparendes Fasten

Bei dieser Form des Fastens werden die Mindestmengen an Eiweiß, Kohlenhydraten und Fetten zugeführt, damit der Abbau von wichtiger Körpersubstanz unterbleibt, keine negative Stickstoffbilanz (= mehr Eiweißabbau als -aufnahme) entsteht oder keine Unterversorgung mit lebensnotwendigen Fettsäuren entstehen kann.

Empfohlen werden ca. 30 bis 50 Gramm Eiweiß, 30 bis 45 Gramm Kohlenhydrate und ca. zehn Gramm Fett. Diese Nährstoffrelation ist aber in kaum einem Lebensmittel enthalten, und so gibt es spezielle sogenannte »Formuladiäten« (= Pulver zum Anrühren oder Fertigdrinks), die täglich konsumiert werden.

Mit dem modifizierten Fasten werden dadurch täglich zwischen 450 und 500 kcal konsumiert. Zum Unterschied zum totalen Fasten bestehen 80 Prozent des Gewichtsverlustes aus reinem Fettgewebe. Diese Form des Fastens wird bevorzugt bei stark übergewichtigen Personen stationär eingesetzt, da hier neben einer ärztlichen auch eine ernährungstherapeutische und psychologische Betreuung erfolgen kann. Mitte der 70er Jahre kam es jedoch durch Formuladiäten zu Todesfällen, die auf die minderwertigen Eiweißquellen zurückzuführen waren. Heute gibt es EU-weite Richtlinien für Formuladiäten, die eine ausreichende Qualität garantieren.

Beim proteinsparenden Fasten werden am Tag durchschnittlich 414 Gramm Gewicht abgenommen. In der ersten Woche verliert man knapp unter 3,9 Kilogramm, in der

**Gewichtsverlust pro Woche beim proteinsparenden Fasten über vier Wochen**

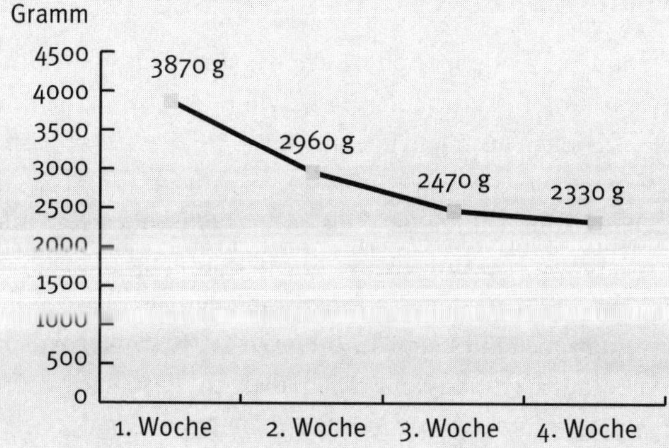


zweiten Woche unter drei Kilogramm und in der dritten und vierten Woche unter 2,5 Kilogramm.

Gute Erfolge mit dem modifizierten Fasten inklusive Übergangsphase und anschließender Stabilisierungsphase mit gezielter Getränke- und Nahrungsauswahl wurden auch bei stark übergewichtigen Jugendlichen erzielt, die vorher schon eine Reihe von Gewichtsreduktionsverfahren ohne Erfolg hinter sich hatten.

# Spezielle Formen des Fastens

## *Schalttage*

Wer längere Fastenperioden scheut oder auch sein Körpergewicht unter Kontrolle bringen will oder etwa hohe Energieaufnahmen ausbilanzieren möchte, kann einzelne Fastentage einlegen.

Dabei kann es sich um Reis-, Obst- oder auch Kartoffeltage handeln. Entsprechende Rezepte finden Sie beim Fasteneinstieg / Vorfasten. Natürlich kann man an diesem einen Fastentag auch nur Gemüse- oder Obstsäfte trinken. Wie immer beim Fasten muss natürlich auch an diesem Tag besonders viel getrunken werden. Empfehlenswert sind zwei bis drei Liter Kräutertee oder stilles Mineralwasser. Achtung bei Früchtetees. Besonders »rote« Sorten, wie Hagebutte oder Hibiskus, können durch den hohen Säuregehalt Hungerattacken auslösen.

Einen Einfluss auf den Schalttag hat die letzte Mahlzeit. Besonders günstig sind eiweißarme Mahlzeiten, diese erleichtern den Schalttag. Isst man als letzte Mahlzeit besonders viel Eiweiß (= große Fleischportionen), ist das Unbehagen am Schalttag viel größer.

Auf alle Fälle können solche alternativen Fastentage auch den Fettabbau ankurbeln. Durch die fehlende Darmentleerung hat man aber auch noch entsprechend Hunger.

Genauso wie längere Nahrungskarenz zwischen den Mahlzeiten haben auch diese Schalttage im Tierversuch eine

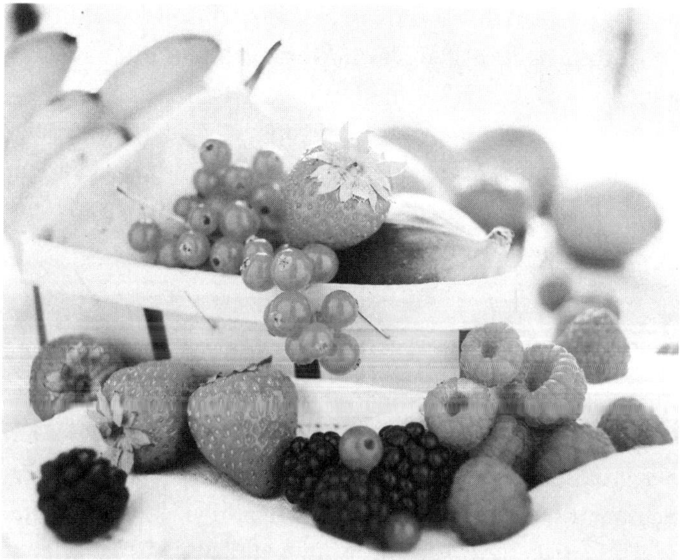

verlängerte Lebenserwartung gezeigt. Dies wäre auch für normalgewichtige Personen vorstellbar, da bei ihnen die Stressresistenz verbessert wird.

## F. X.-Mayr-Kur

Der österreichische Arzt Dr. Franz Xaver Mayr (1875–1965) entwickelte eine »Darmsanierungskur«, die aus drei Stufen besteht. Die erste besteht aus einem Tee-Wasser-Fasten, die zweite aus einer Milch-Semmel-Diät und die dritte aus einer »milden Ableitungsdiät«. Zweimal täglich werden zwei bis vier altbackene Brötchen (Semmeln) mit wenig Milch intensiv gekaut. Charakteristisch sind auch seine spezifische Diagnostik von Magen-Darm-Störungen und die Bauchbehandlungen.

Für Mayr steht die Darmreinigung im Vordergrund, da er dies als Voraussetzung für die Gesunderhaltung des Menschen sieht. Integriert hat er auch eine Schulung des Kau- und Essverhaltens und der Trinkgewohnheiten.

## Schroth-Kur

Entwickelt von Johann Schroth (1798–1856), einem schlesischen Bauern und Fuhrmann. Die Schroth-Kur besteht aus drei Bereichen: Heilfasten, Trocken- und Trinktagen und Schroth'schen Dunstwickeln. Während der Heilfasten-Phase sind trockene Brötchen in unbegrenzter Menge erlaubt und zusätzlich etwas Reis, Grieß, Hafer und Gemüse. Trockentage bestehen aus Getreideschrot- und Haferflockenbrei, Schrotsemmeln, Vollkorn- und Knäckebrot, Trockenobst und Nüssen und einem Liter Flüssigkeit. Die Trinktage bestehen aus ein bis zwei Litern Flüssigkeit, im Original in Form von weißem Landwein. Dieser wird heute sehr oft gegen Frucht- und Gemüsesäfte ausgetauscht. Die Dunstwickel sollen die »Entschlackung« fördern. Ziel ist bei dieser Kur, dass die Selbstreinigungskräfte des Körpers aktiviert werden und der Organismus »entschlackt« wird.

# Verschiedene Fastenformen im Vergleich

## *Unterschiedliche Aufnahme von Energie und Nährstoffen bei den verschiedenen Fastenformen*

Ausschließlich beim totalen Fasten werden überhaupt keine Nährstoffe, wie Eiweiß, Fett oder Kohlenhydrate, und damit auch keine Energie aufgenommen.

Bei den anderen Fastenformen liegt die Energieaufnahme zwischen 250 und 550 kcal pro Tag. Modifiziertes Fasten und die Molke-Kur beispielsweise liefern zwischen 30 und 50 Gramm Eiweiß und rund 50 Gramm Kohlenhydrate pro Tag. Der Fettanteil ist immer sehr gering und übersteigt zehn Gramm am Tag in den seltensten Fällen.

**Energie- und Nährstoffaufnahme pro Tag bei verschiedenen Fastenformen**

| | Totales Fasten | Modifiziertes Fasten | Molke-fasten | Schroth-Kur |
|---|---|---|---|---|
| Eiweiß | 0 g | 50 g | 30 g | 7 g |
| Kohlen-hydrate | 0 g | 45 g | 52 g | 100 g |
| Fette | 0 g | 7 g | 3 g | 1 g |
| Energie | 0 kcal | 550 kcal | 390 kcal | 500 kcal |

## Unterschiedliche Zusammensetzung des Gewichtsverlustes bei verschiedenen Fastenformen

Wenn man vier Wochen fastet, verliert man je nach Methode zwischen zehn und 13 Kilogramm Körpergewicht. Dieser Gewichtsverlust setzt sich immer zusammen aus dem tatsächlichen Fettabbau, aus dem Verlust von Körperwasser und auch Körpereiweiß. Bei totalem Fasten besteht der Gewichtsverlust aus nur 43 Prozent Fett, jedoch 37 Prozent Körpereiweiß. Viel besser ist diese Relation bei allen Fastenformen, die eine geringe Proteinaufnahme pro Tag ermöglichen. Dadurch sinkt der Abbau von körpereigenen Proteinen auf rund 20 Prozent, und der Fettabbau wird erhöht.

Nach dem Fasten kommt es automatisch wieder zu einer Gewichtssteigerung. Die leeren Speicher füllen sich und schlagen auf der Waage zu Buche.

Auch wenn man nach dem Fasten sehr wenig Energie aufnimmt, kann das nicht verhindert werden. Führt man beispielsweise in den ersten vier Aufbautagen nur 600 kcal pro Tag zu, kommt es trotzdem zu einer Gewichtszunahme von durchschnittlich 300 Gramm/Tag. Erklärbar ist das nur durch eine Elektrolytverschiebung. Natrium und Kalium werden wieder im Körper zurückgehalten, und damit wird wieder mehr Flüssigkeit gespeichert.

**Zusammensetzung des Gewichtsverlustes bei verschiedenen Fastenformen in Prozent**

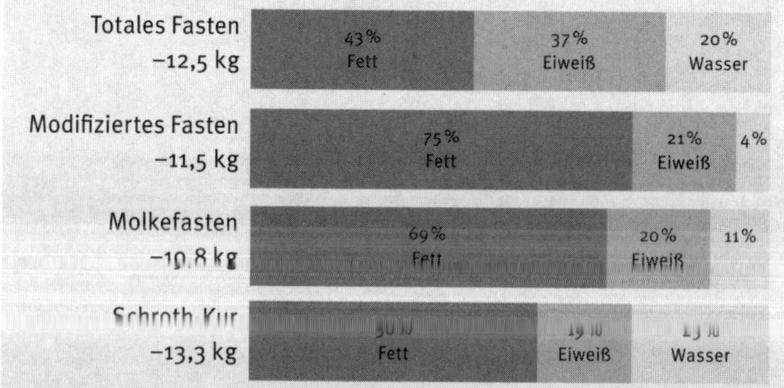

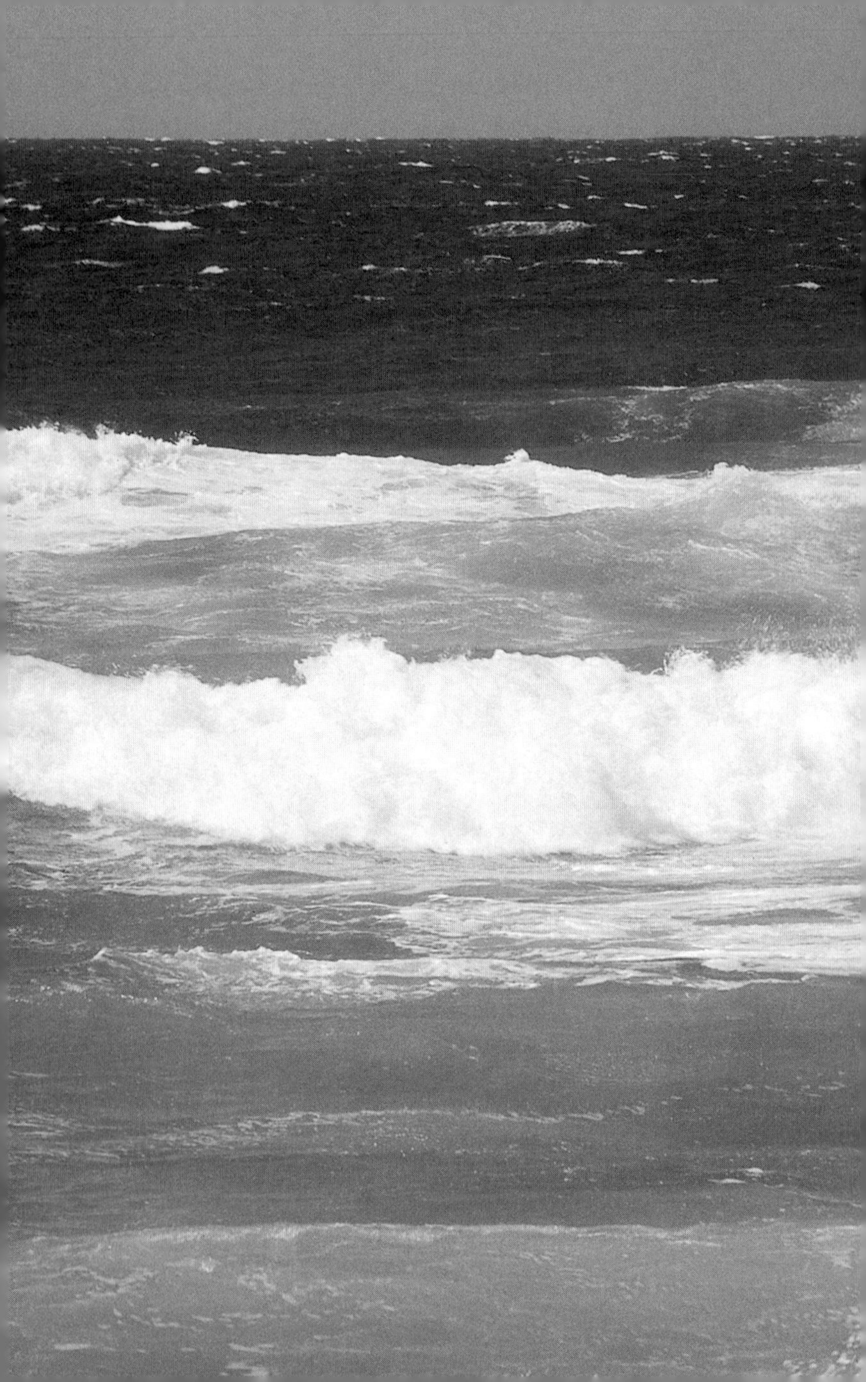

# Fasten als Therapie

*»Sei mäßig in allem, atme reine Luft,*
*treibe täglich Hautpflege und Körperübung,*
*halte den Kopf kalt, die Füße warm,*
*und heile ein kleines Weh eher durch Fasten*
*als durch Arznei.«*

HIPPOKRATES

Seit der Antike wird Fasten zur Harmonisierung und Mobilisierung der körpereigenen Heilkräfte eingesetzt. Moderne Fastenärzte bezeichnen es auch als Operation ohne Messer. Bereits vor 2000 Jahren hat Hippokrates das Fasten als medizinische Therapiemethode eingesetzt.

## Heilfasten

Der Begriff wurde von Dr. Otto Buchinger (1878–1966) geprägt. Im Vordergrund steht eine Gewichtsreduktion. Spezielle Heilfastenkuren dauern drei bis vier Wochen. Begonnen wird immer mit ein bis drei Obst- oder Reistagen. Während der Fastenperiode werden vormittags Tee, mittags Gemüsebrühe und abends Fruchtsaft von mindestens zwei Litern konsumiert. Sehr schlanke Faster oder Personen, die über einen längeren Zeitraum fasten, erhalten täglich einen Viertelliter Buttermilch oder fettarmen Joghurt. Am Ende steht das Fastenbrechen.

Dabei handelt es sich um eine Aufbauphase von mindestens drei Tagen, in der die Energiezufuhr schrittweise gesteigert wird. Erfahrene Heilfastenärzte sehen das Heilfasten nicht nur als Möglichkeit zur Reinigung und Heilung, sondern auch zur Verbesserung der geistigen und körperlichen Leistungsfähigkeit. Darüber hinaus wird es zur Verjüngung und auch zur Vitalisierung des ganzen Körpers angepriesen, nach dem Motto »Operation ohne Messer«. Buchinger verbindet mit dem Heilfasten ein ärztlich betreutes, stationäres multidisziplinäres Fasten, das die drei Dimensionen des Menschen – medizinisch, psychosozial und spirituell – verbindet. Er betont auch besonders die »Diätetik der Seele«, die nach ihm im Lesen, in der Musik, Bildkunstbetrachtung, Natur, im Humor oder auch in der Meditation zu finden ist. In der Naturheilkunde dient das Heilfasten der Vorbeugung und Behandlung bestimmter Krankheiten, wie bei Herz-Kreislauf-Erkrankungen, Hauterkrankungen oder auch Rheuma. Für Gesunde wird Heilfasten vor allem zur »Entschlackung« und zur Stärkung des Immunsystems empfohlen.

Beschrieben wird jedoch ein besonders breites Wirkungsspektrum des Heilfastens. Dazu zählen unter anderem die Entlastung und Entgiftung des Stoffwechsels und Bindegewebes. Damit verbunden sind auch die Senkung der Blutfettwerte, die Normalisierung von erhöhten Blutzuckerwerten und die Verbesserung der Fließeigenschaften des Blutes. Außerdem kommt es zur Entlastung des Magen-Darm-Traktes, der Gallenwege, der Bauchspeicheldrüse und des Bewegungsapparates durch die erzielte Gewichtsreduktion, zur Zunahme der Atemkapazität und zum Abbau von überflüssigen Substanzen. Immer wieder wird aber die mangelnde wissenschaftliche Untersuchung des Heilfastens kritisiert. Eine Überprüfung der vielen positiven Wirkungen durch kontrollierte Studien wäre demnach durchaus wünschenswert und würde den Stellenwert des Heilfastens sicher stärken.

## Heilfasten, bei welchen Erkrankungen?

So wichtig die ärztliche Betreuung beim Fasten auch ist, beim Heilfasten ist sie unverzichtbar. Bei einigen Herz-Kreislauf-Erkrankungen, bei Erkrankungen des Hals-Nasen-Ohren-Bereiches, des Magen-Darm-Traktes, der Galle, Leber und des Harntraktes kann Heilfasten neben der schulmedizinischen Therapie empfohlen werden.

Kontraindiziert ist Heilfasten jedoch bei Herzrhythmusstörungen, da diese durch den Kalium- und Magnesiummangel verstärkt werden können. Außerdem sollte auch bei Magen- und Zwölffingerdarmgeschwür in der akuten Phase nicht heilgefastet werden, da dadurch die Beschwerden eventuell verstärkt werden, genauso wie bei akuten Entzündungen im Rahmen einer Gastritis. Weiters sollte auch bei einer chronischen Niereninsuffizienz, bei endogenen oder

**Im Handbuch »Ernährungsmedizin in der Naturheilkunde« wird Heilfasten bei folgenden Krankheiten als therapeutische Maßnahme unter Anleitung eines erfahrenen Fastenarztes angeführt:**

| | **Anmerkungen/Wirkung/Durchführung** |
|---|---|
| Herzinsuffizienz | Entlastung des Herzens durch Entwässerung und Salzausscheidung |
| Koronare Herzkrankheit Arteriosklerose | Beeinflussung der Risikofaktoren: erhöhte Cholesterinwerte, Bluthochdruck, Blutzuckerwerte; Rückbildung der verengten Herzkranzgefäße wird diskutiert |
| Bluthochdruck | Bedeutende Blutdrucksenkung durch Entwässerung und Salzausscheidung |
| Venenerkrankungen Lymphödem | Entstauung durch verbesserte Durchblutung der Kapillaren und Abbau von überschüssigen Proteinen zwischen den Kapillaren und Zellen |
| Bronchitis | Unterstützung der Appetitlosigkeit durch Heilfasten. Entlastung des Organismus durch Reduktion der Verdauungsarbeit zugunsten der Immunabwehr |
| Asthma bronchiale | Erhöhung der Vital- und Einsekundenkapazität |
| Verstopfung | Nur sinnvoll, wenn Ernährungsgewohnheiten nach dem Heilfasten dauerhaft geändert werden |

| | **Anmerkungen/Wirkung/Durchführung** |
|---|---|
| Colon irritabile | Linderung der Beschwerden |
| Colitis ulcerosa Morbus Crohn | Im akutem Stadium: kurzes, mehrtägiges Heilfasten zur Linderung der Beschwerden und Reduktion der Entzündungsaktivität. Bei Beschwerdefreiheit: Heilfasten unter Aufsicht |
| Leberverfettung | Verbesserung des Krankheitsbildes (z. B. Rückgang der Serumtransaminasen) |
| Infektion der ableitenden Harnwege | Hilfreich durch starke Säuerung des Harns |
| Diabetes mellitus | Abbau der vorhandenen Insulinresistenz |
| Hyperlipidämie | Normalisierung der Blutfettwerte |
| Adipositas | Rasche Gewichtsreduktion. Jedoch nur dauerhaft bei anschließender Umstellung der Ernährung und Lebensweise |
| Gicht/Hyperurikämie | Erst durch eine langfristige Ernährungsumstellung nach dem Heilfasten kommt es zur Verbesserung der Harnsäurewerte. Achtung: Während des Fastens kommt es immer zum Anstieg der Harnsäurewerte, die bei entsprechender Disposition zum Gichtanfall führen können. Zur Vorbeugung: reichliche Flüssigkeitszufuhr und eventuell die Gabe eines harnsäuresenkenden Medikamentes |

| | Anmerkungen/Wirkung/Durchführung |
|---|---|
| Rheuma<br>Rheumatoide Arthritis<br>Primär chronische Polyarthritis<br>Morbus Bechterew<br>Entzündlich bedingte Schmerzen | Senkung der Entzündungsparameter |
| Arthrose | Entlastung der Gelenke durch Gewichtsreduktion, Reduktion der entzündlichen Prozesse |
| Migräne/Kopfschmerz | Gute Erfolge auch bei therapieresistenten Migräneattacken |
| Multiple Sklerose | Kurzfristiges Heilfasten von einer Woche möglich, aber nur unter Beibehaltung der Nährstoffsubstitution (z. B. Omega-3-Fettsäuren) |
| Akne<br>Psoriasis<br>Neurodermitis | Gute Erfolge. Dauerhafter Erfolg aber nur durch anschließende Ernährungsumstellung |
| Fieber | Körper fastet fast immer »physiologischerweise«.<br>Ausreichende Flüssigkeitszufuhr, Nahrungszufuhr aber bei Appetit wieder beginnen |

| | Anmerkungen/Wirkung/Durchführung |
|---|---|
| Nahrungsmittel-allergien | Symptomfreiheit nach 4 bis 7 Tagen. Anschließend gute Austestung durch stufenweise Einführung verschiedener Nahrungsmittel |

anderen schweren Depressionen und bei bestehender Krebskrankheit, vor und nach Operationen, Bestrahlungen und Chemotherapien nicht heilgefastet werden.

Kritische Stimmen gegen das Heilfasten werden immer deswegen erhoben, weil die vielen positiven Wirkungen kaum oder nur ungenügend wissenschaftlich belegt sind. Außerdem sehen die Kritiker durch das Fasten eine erhöhte Stressbelastung für den Körper und erkennen dementsprechend sowohl den vorbeugenden als auch den therapeutischen Einsatz nicht an. Eine Heilfastenkur kann natürlich eine medizinisch notwendige Therapie nie ersetzen.

## Fasten und Schmerz

Bei Schmerzpatienten führt ein siebentägiges Fasten mit einer Kalorienaufnahme von 300 kcal pro Tag zu einem deutlichen Anstieg der Aktivität von Adrenalin, Noradrenalin und Kortisol. Zusätzlich konnte eine bessere Stimmung und eine emotionale Stabilisierung festgestellt werden.

## Rheumatische Gelenkerkrankungen

Bei den rheumatisch Erkrankten kommt es zu entzündlichen Reaktionen an den Gelenken, die mit einer Schwellung, Rötung, Schmerzen und einer Überwärmung einhergehen. Sowohl bei chronischer Polyarthritis als auch bei der rheumatoiden Arthritis konnten Untersuchungen belegen, dass Fasten hier einen positiven Effekt ausübt. Der Grund liegt darin, dass durch das Fasten weniger entzündungsauslösende Stoffe vom Körper selbst gebildet werden und verstärkt Kortisol ausgeschüttet wird. Während des Fastens kommt es zu einem Rückgang von Schwellungen an den Gelenken, zur Verminderung von Schmerzen und Morgensteifigkeit der Gelenke und zu einer Verbesserung der Griffstärke und des Allgemeinbefindens.

Da dieser positive Effekt auch durch eine vegetarische Ernährung mit einem hohen Fischanteil erreicht wird, sollte nach dem Fasten diese Ernährungsform als Dauerernährung gewählt werden, da sich sonst die positiven Veränderungen wieder verschlechtern.

## Fasten und Hauterkrankungen

Längeres Fasten, insbesondere Heilfasten, aber auch die Schroth-Kur können zur Rückbildung von unterschiedlichen Formen krankhafter Hautveränderungen, wie z.B. Flecken, Bläschen, Quaddeln, Geschwür usw. führen.

## Fasten und Krebserkrankungen

Hier ist ganz große Vorsicht geboten. Die Auffassung, dass Krebs durch das Fasten »ausgehungert« werden kann, entbehrt jeder wissenschaftlichen Grundlage und ist überhaupt nicht nachvollziehbar. Gerade Patienten mit Krebs müssen optimal mit Nährstoffen versorgt werden, Fasten schwächt nur zusätzlich.

Bestehende Krebserkrankungen sind auf alle Fälle eine Kontraindikation für das Fasten. Fasten wird aber vorbeugend für Krebskrankheiten angesehen. Auch Heilfasten sollte nur zur Vorbeugung von Krebserkrankungen eingesetzt werden.

Eine reduzierte Energiezufuhr ist immer auch mit einem verminderten oxidativen Stress und damit mit einem niedrigeren Krebsrisiko verbunden.

## Fasten und Immunabwehr

Fasten, richtig angewandt und dosiert, wird auch immer mit einer positiven Beeinflussung des gesamten Immunsystems in Verbindung gebracht. Es gibt aber nur wenige Studien, die die Wirkung des Fastens auf das Immunsystem untersucht haben. Diese sind auch schlecht vergleichbar, da unterschiedliche Untersuchungsmethoden, verschiedene Fastenlängen oder auch verschiedene Fastenmethoden untersucht wurden.

Relevant sind aber laut renommierten Fastenärzten unter anderem folgende immunrelevanten Fastenwirkungen: Stilllegung des Magen-Darm-Traktes, Eiweißabbau, hormonelle Veränderungen, aber auch psychisch-seelische Veränderungen.

Bei der Stilllegung des Magen-Darm-Traktes erreicht man, dass keine möglichen »Fremdkörper«, die dann bekämpft werden müssen, aufgenommen werden. Üblicherweise ist die Ernährung für den Körper die größte Antigenbelastung[1]. Dieses Eliminieren entlastet auf alle Fälle das Immunsystem.

Der Eiweißabbau ist aber hinsichtlich des Immunsystems widersprüchlich zu diskutieren. Einerseits kommt es zu einer Abnahme von Abwehrzellen oder -stoffen, da diese auch aus Eiweiß aufgebaut sind. Sie werden in geringerer Menge hergestellt, alle immunbetreffenden Größen bleiben aber noch im Normbereich. Andererseits werden weniger Abwehrstoffe durch die oben beschriebene Stilllegung des Magen-Darm-Traktes gebraucht.

Kritisch oder besser gesagt ungünstig für die Abwehrlage wird es erst bei längerer Fastendauer, wenn durch verminderte Eiweißsynthese immer weniger Abwehrkörper zur Verfügung stehen.

Von Vorteil ist dieser Zustand nur bei Autoimmun-, allergischen und entzündlichen Krankheiten. So ist Fasten bei Allergien und Rheuma, bei denen eine überschwängliche Abwehrlage vorliegt, laut Heilfastenärzten indiziert.

Hilfreich für das Immunsystem kann aber die hormonelle Veränderung während des Fastens sein, vor allem durch den Anstieg von Kortison und den Abfall von PRL und Insu-

---

[1] Antigene: Fremdkörper, die Allergien auslösen können.

lin. Speziell bei der rheumatischen Arthritis könnte die Erhöhung der Kortisonproduktion bei der Verminderung der Symptomatik eine entscheidende Rolle spielen.

Beachten sollte man aber auf alle Fälle, dass sowohl die Vorfastenphase als auch der Fastenverlauf und die Zeit nach dem Fasten eine Wirkung auf das Immunsystem haben. Wichtig ist, wie die Ernährungsgewohnheiten sind und damit die Versorgung mit wichtigen Nährstoffen, wie und wie lange man fastet, und wie man sich auch nach dem Fasten ernährt. Zu berücksichtigen wären auch unter anderem noch Alter, Konstitution, Vitalität genauso wie die psychisch-seelische Ausgangslage.

## Zusätzliche Stärkung des Immunsystems durch modifiziertes Fasten

Isst man während des Fastens eine Mindestmenge an Eiweiß (Buttermilch, Molke, Quark), kann sich das positiv auf die Abwehrlage auswirken. Genauso wie die Zufuhr von Vitaminen, Mineralstoffen und Spurenelementen. Das Immunsystem braucht vor allem die Vitamine A, C, Thiamin, Niazin, Riboflavin, $B_6$, $B_2$, Folsäure, Biotin und Pantothensäure und die Mineralstoffe Kalzium und Magnesium.

Weiters spielen Zink, Selen, Mangan und Kupfer eine wesentliche Rolle, genauso wie verschiedene Pflanzenschutzstoffe (z. B. Sulfide, Senföle, Saponine). Während des Fastens müssen die Reserven von diesen Schutzstoffen herangezogen werden. Diese sind aber nur beschränkt verfügbar.

Bedeutsam sind noch die essenziellen, ungesättigten Fettsäuren (sogenannte Omega-3-Fettsäuren). Sie sind Bestandteile von Zellwänden. Sie sind unter anderem mitverantwortlich für die Effizienz der Darmbarriere für potenzielle Angreifer des Immunsystems. Außerdem sind sie Vorstufen von Stoffen, die im Körper ganz stark gegen Entzündungen wirken.

Eiweiß, ungesättigte Fettsäuren und zahlreiche Vitamine, Mineralstoffe und Spurenelemente ermöglichen eine zusätzliche Immunstärkung.

## Medizinische Kontrolle

Wegen der vielfältigen Nebenwirkungen und möglichen Komplikationen werden wöchentlich folgende Kontrolluntersuchungen empfohlen:

- Blutdruckmessung
- EKG
- Blutzuckeranalyse
- Blutgasanalyse
- Serumkonzentration von Natrium, Kalium, Kreatinin, Harnsäure und Transaminasen

Am Beginn sollten auf alle Fälle folgende Befunde dem Arzt/der Ärztin vorliegen:

- Blutzucker nüchtern
- Elektrolyte
- Harnsäure
- Leberwerte
- Nierenwerte
- Blutbild
- $TSH_{basal}$

Empfohlen wird auch die Durchführung eines Belastungs-EKG. Bei Bedarf kann dies noch ergänzt werden durch eine 24 Stunden Blutdruck-Messung, eine Echokardiographie, eine Sonographie und eine Bioimpedanz-Messung, die die Zusammensetzung der Körpermasse ermittelt.

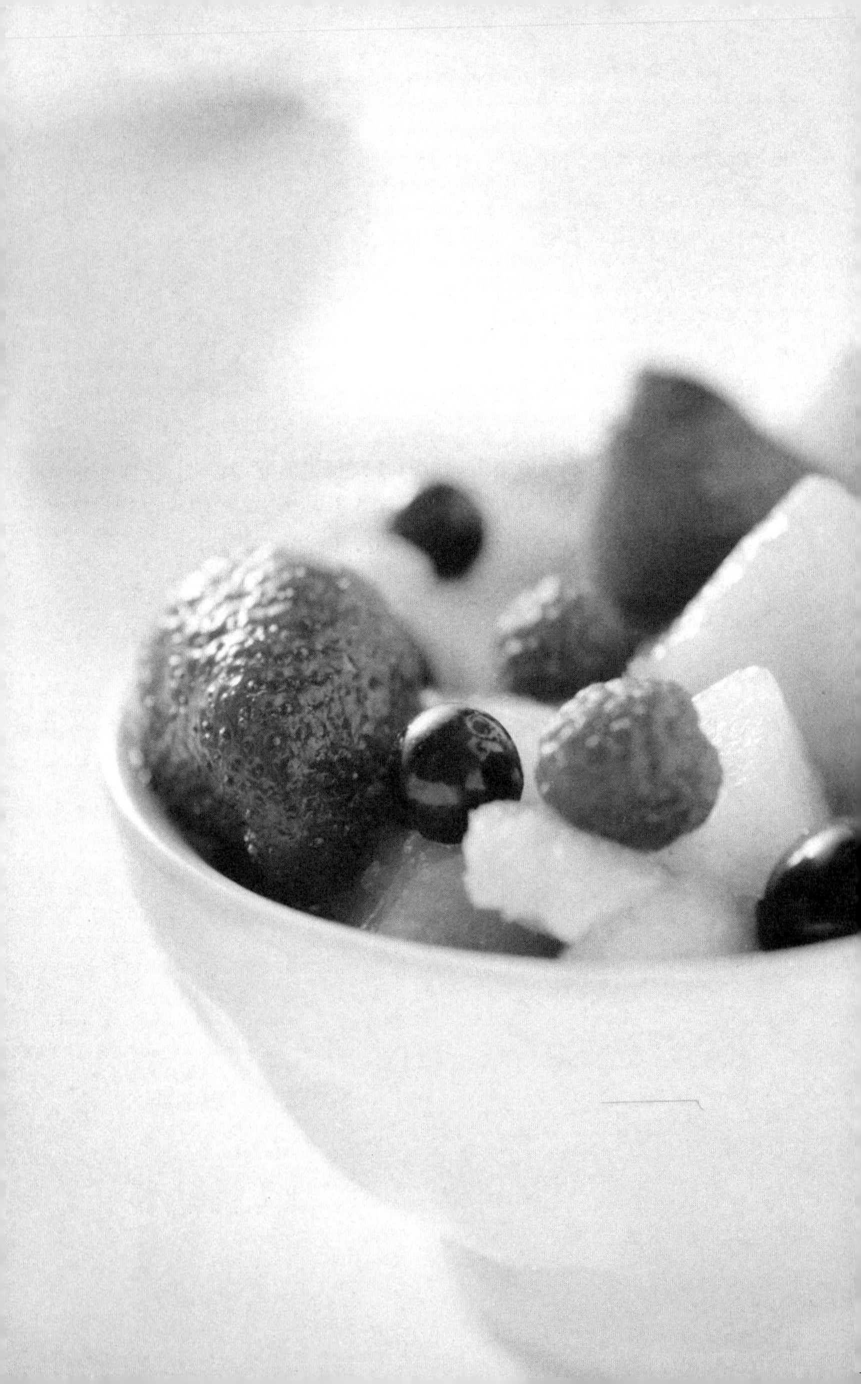

# Fastenablauf

*»Fasten betrifft den ganzen Menschen,*
*jede einzelne seiner Körperzellen,*
*seine Seele und seinen Geist.«*

HELMUT LÜTZNER

## *Das richtige Fasten besteht aus insgesamt fünf Phasen:*

1. Vorfasten
2. Fasten
3. Fastenbrechen
4. Aufbautage
5. Übergang zu einer vollwertigen, abwechslungsreichen Mischkost

Oft sind Vor- und Fastenbrechen und Aufbautage schwieriger als das eigentliche Fasten.

## Fasteneinstieg = Vorfasten

Wer sich zum Fasten entschließt, sollte zumindest einen »Einstiegs-, Entlastungs- oder Vorbereitungstag« einplanen. Wichtig ist, dass man leicht verdauliche Speisen konsumiert. Sie sollten ballaststoffreich sein und beim Entwässern helfen. Ideal sind Obst, gedünstetes Gemüse, Kartoffeln, Haferflocken oder auch Milchprodukte wie Buttermilch oder Joghurt. Auf alle Fälle sollte man Salz, Zucker und Fett meiden. Spezielle Obst-, Reis-, Kartoffel-, Frischkost- oder Milchtage sind ideal. Bereits am Einstiegstag sollten unbedingt zwei bis drei Liter Mineralwasser oder Kräutertee getrunken werden. Die Energieaufnahme sollte zwischen 600 und 800 kcal liegen.

### *Obst-, Gemüse- oder Reistage zum Einstieg*

#### Obsttag

Über den Tag verteilt werden etwa eineinhalb Kilogramm frisches Obst gegessen. Ideal ist die Aufteilung in drei bis vier Mahlzeiten. Geeignet sind prinzipiell alle Obstsorten, besonders jedoch Äpfel, Birnen, Erdbeeren. Sehr zuckerreiche Früchte wie Weintrauben, Zwetschgen oder auch Kirschen sollten in geringerer Menge (bis ein Kilogramm pro Tag) gegessen werden. Bananen sind weniger geeignet.

#### Kartoffeltag

Hier werden 700 Gramm Kartoffeln in der Schale gekocht und auf drei Mahlzeiten pro Tag aufgeteilt. Mittags und abends ergänzt man jeweils mit 200 Gramm gedünstetem Gemüse.

### Reistag

Eignet sich besonders für Menschen, die empfindlich im Magen-Darm-Bereich sind. Insgesamt werden 150 Gramm Naturreis (= roh; gekocht: 450 Gramm), aufgeteilt auf drei Mahlzeiten, gegessen. Der Naturreis wird mit der doppelten Menge Wasser weich gedünstet. Am Morgen und am Abend isst man die Portion jeweils mit 200 Gramm ungesüßtem Apfelkompott und mittags mit 200 Gramm gedünstetem Gemüse.

### Hafertag

Dreimal pro Tag werden 35 Gramm Vollkornhaferflocken in ein Viertel Liter Wasser ohne Zugabe von Salz gegart. Diese isst man mit jeweils 100 Gramm Obst (z. B. Äpfel, Birnen, Beeren).

## Das eigentliche Fasten

Nach dem Einstiegstag beginnt nun das eigentliche Fasten. Der Einstieg gelingt mit einer gründlichen Darmreinigung. Durch die relativ rasche Darmentleerung verringert sich die Darmbewegung. Das hat den Vorteil, dass man dadurch weniger Hunger verspürt. Normalerweise ist die Ruhigstellung des Magen-Darm-Traktes auch mit einem angenehmen Gefühl der Leichtigkeit verbunden. Die gründliche

Darmentleerung erzielt man üblicherweise am besten mit Glaubersalz. Am Morgen des ersten Fastentages werden je nach Körpergewicht 30 bis 40 Gramm Glaubersalz in 0,5 bis 0,75 Liter Wasser aufgelöst und innerhalb von 20 Minuten getrunken. Viele Fastenärzte empfehlen den Zusatz von etwas Fruchtsaft (Zitronensaft), um den Geschmack zu verbessern.

Ungefähr 30 Minuten nach dem Trinken der Glaubersalzlösung sollte ein halber bis ein Liter Wasser oder Tee nachgetrunken werden. Damit steht genügend Flüssigkeit zur Verfügung, um das noch im Darm befindliche Glaubersalz zu verdünnen. Dies hat den Effekt, dass ein erhöhter Druck gegen die Dickdarmwände ausgeübt und so die Peristaltik angeregt und die Darmentleerung ausgelöst wird. Die Glaubersalzmenge sollte auf alle Fälle bei Personen mit empfindlichem Magen-Darm-Trakt, wie beispielsweise Gallenbeschwerden, Gastritis- und Durchfallneigung, aber auch bei niedrigem Blutdruck reduziert werden. Alternativ könnten auch Sennesblättertee oder Sauerkrautsaft getrunken werden. Ihre Wirkung ist aber nicht so stark, sprich: erfolgreich wie Glaubersalz. Zur Verfügung stehen auch noch Einläufe.

Die Abführmaßnahmen sollten aber während des Fastens weiter erfolgen, üblicherweise so jeden zweiten Tag. Dies ist notwendig, da es damit zur verringerten Eigenperistaltik des Darms kommt, die Galle entlastet wird und abgeschilferte Schleimhautzellen und abgestorbene Darmbakterien ausgeschieden werden können.

Durch die Darmentleerung reduzieren sich auch die Hungergefühle.

Prinzipiell kann während der Fastenzeit die Energieaufnahme bis zu 500 kcal pro Tag betragen, ohne dass sich die positiven Wirkungen verlieren. Fruchtsäfte, Gemüsebrühen, Molke und Buttermilch liefern eine geringe Menge an Vitaminen und Mineralstoffen. Säfte, Honig oder auch Getreidebreie oder Brötchen stellen dem Körper etwas Treibstoff in Form von Glukose zur Verfügung und helfen so auch mit, dass weniger Körperprotein abgebaut wird, genauso wie Molke und alle anderen Milchprodukte (Quark, Buttermilch).

Energieaufnahmen bis zu 500 kcal pro Tag beeinträchtigen die Fastenwirkung nicht.

## *Ausreichend trinken*

Das Wichtigste während des Fastens ist eine ausreichende Flüssigkeitszufuhr. Der Körper kann sehr lange ohne Nahrung auskommen, nicht jedoch ohne Wasser. Unter günstigen klimatischen Bedingungen kann der Mensch allenfalls bis zu 20 Tage überleben. Bereits die Abnahme von drei Prozent der Gesamtkörperflüssigkeit führt zum Zustand der Dehydration (= Austrocknung). Dabei nimmt die Harnproduktion ab, bei fünf Prozent kommt es zu Herzrhythmusstörungen, und ab zehn Prozent muss man mit Verwirrungszuständen rechnen.

Die Trinkmenge sollte während des Fastens bei mindestens drei Litern pro Tag liegen. Besonders geeignet sind Mineralwässer, kleine Mengen Fruchtsäfte, Fastenbrühen und Kräuter- und Früchtetees. Eine ausreichende Flüssigkeitszufuhr verhindert die Anhäufung von Ketonkörpern im Blut und hilft mit, dass es zu einer besseren Ausscheidung über die Nieren kommt. So kann auch die ansteigende Harnsäure besser ausgeschieden werden. Immer langsam und schluckweise trinken.

Täglich mindestens drei Liter langsam und schluckweise trinken!

## *Beispiel für einen Tag*

**Morgens:**
½ Liter Tee: wechselweise Kräutertees

**Mittags:**
¼ Liter heiße Fastensuppe / Gemüsebrühe

**Nachmittags:**
¼ Liter Tee (eventuell mit 2 bis 3 Teelöffel Honig)

**Abends:**
¼ Liter Fruchtsaft

**Geeignete Fastengetränke**

- Mineralwasser (mindestens 2,5 Liter über den Tag verteilt)
- heiße Gemüsebrühen (1/4 Liter pro Tag, bevorzugt mittags)
- Kräutertees (eventuell mit Honig gesüßt)
- Obstsäfte
- Gemüsesäfte

**Zwischendurch:**
Zwei Liter Mineralwasser oder wahlweise Tee (insbesondere in der kalten Jahreszeit)

Am Morgen kann statt Tee auch ungesüßtes Zitronenwasser getrunken werden. Dies ist besonders geeignet für Personen, die nicht so gerne Tee trinken. Wer am Abend lieber ein warmes Getränk will, soll den Fruchtsaft durch Tee oder auch Gemüsebrühe austauschen.

## *Tees*

Während des Fastens stehen eine Reihe von Kräuter- und Früchtetees zur Verfügung. Es sollten aber nicht mehr als zwei Tassen von einer Teesorte pro Tag getrunken werden. Die meisten Fastentees sind Heilpflanzentees und müssen dementsprechend dosiert werden. Als Faustregel gilt: ein bis zwei Teelöffel pro Vierterlliter Wasser.

Rindentees (z. B. Eichenrinde) oder auch Hagebutten-

| | **Ziehzeiten in Minuten** | Besondere, ausgewählte Wirkung |
|---|---|---|
| Ackerschachtelhalm | 20 | zur Unterstützung der Nierenfunktion und Förderung der Ausscheidung |
| Anis | 10–15 | bei Blähungen |
| Birkenblätter | 10 | zur Unterstützung der Nierenfunktion und Förderung der Ausscheidung |
| Brennnessel | 5 | entwässernd |
| Fenchel | 10–15 | bei Blähungen |
| Früchtemischung | 5 | erfrischend |
| Grüner Tee | 5 | anregend |
| Hopfenblüten | 10 | bei Unruhe und Nervosität |
| Kamille | 3–5 | beruhigend, entkrampfend für Magen und Darm |
| Kümmel | 10–15 | bei Blähungen |
| Lavendel | 10 | bei Unruhe und Nervosität |
| Lindenblüten | 10 | bei Erkältungen |
| Malve | 10 | reizlindernd |
| Melisse | 5 | bei Unruhe und Nervosität |
| Orangenblüten | 5 | erfrischend |
| Pfefferminze | 5 | erfrischend, krampflösend, bei Übelkeit, nicht für den Dauergebrauch! |
| Salbei | 5 – 10 | nimmt schlechten Geschmack im Mund, günstig für Magen und Darm |
| Zitronengras | 5–8 | erfrischend |

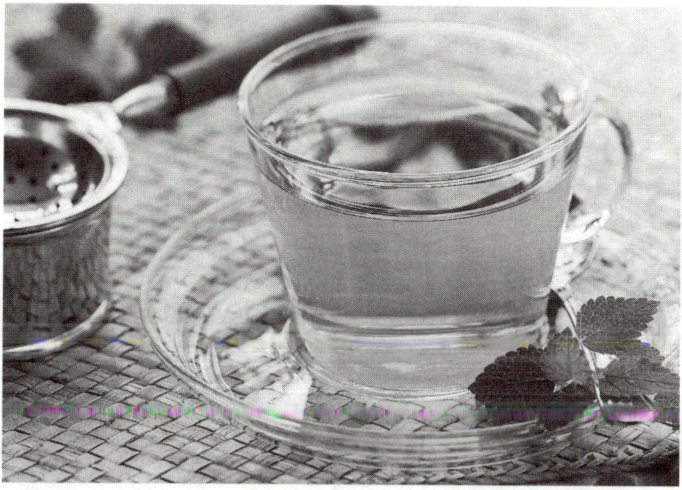

oder Apfelschalentee sollten kalt angesetzt werden. Das heißt, sie werden mit kaltem Wasser übergossen und zugedeckt ziehen gelassen. Die Eichenrinde sollte zwei bis drei Stunden angesetzt und anschließend zwölf Minuten gekocht werden, Hagebutte oder Apfelschalen benötigen dann nur ein kurzes Aufkochen.

Rosmarin, Früchtemischungen und alle Wurzeln sollten immer aufgekocht zubereitet werden. Dabei wird mit kaltem Wasser übergossen, alles aufkochen lassen und dann zugedeckt abseits der Kochstelle fünf Minuten ziehen lassen.

Fast alle anderen Tees werden als Aufguss zubereitet. Dafür wird Wasser zum Kochen gebracht, und die jeweiligen Blüten, Früchte, Samen und Kräuter werden damit übergossen und zwischen zwei und 20 Minuten ziehen gelassen.

**Rezept Fastensuppe**

*$^1/_4$ Liter Wasser*
*250 Gramm Gemüse (Kartoffeln, Karotten, Lauch, Sellerie, etc.)*
*kleine Prise Salz*
*frische Kräuter*

Gemüse waschen, grob schneiden und in Wasser zehn bis 20 Minuten kochen lassen, abseihen, mit Salz und Kräutern würzen.

**Rezept Gemüsebrühe**

*$^1/_4$ Liter Wasser, 250 g Gemüsereste*
*Kümmel, Muskat, Pfefferkörner,*
*Lorbeerblatt, Liebstöckel*
*3 EL grob geschroteter Dinkel*

Alle Zutaten ins kalte Wasser geben und 20–30 Minuten kochen lassen. Abseihen.

**Rezept Haferschleimsuppe**

*$^1/_4$ Liter Wasser*
*1 EL Hafer*
*(wahlweise Vollkornhaferflocken)*

Hafer grob schroten oder durch die Flockenquetsche drehen. Ins kalte Wasser geben und kurz aufkochen und anschließend zugedeckt 30 Minuten quellen lassen. Suppe durch ein grobes Sieb abseihen.

**Rezept Reisschleimsuppe**

*1/4 Liter Wasser*

*1 EL Reis*

Reis grob schroten. Ins kalte Wasser geben und kurz aufkochen und anschließend zugedeckt 30 Minuten quellen lassen. Suppe durch ein grobes Sieb abseihen.

Ungeeignet ist schwarzer Tee. Dieser sollte genauso wie Kaffee nicht getrunken werden. Grund dafür ist der hohe Gehalt an Koffein. Grüner Tee ist ein nicht fermentierter schwarzer Tee und enthält auch Koffein. Er zeichnet sich aber zusätzlich durch den hohen Gehalt an Flavonoiden, speziellen Pflanzenschutzstoffen aus. Die Menge an grünem Tee ist auf alle Fälle auf eine Tasse pro Tag zu beschränken. Aufgrund seiner anregenden Wirkung sollte er – wenn überhaupt – nur am Morgen getrunken werden.

## *Obst- und Gemüsesäfte*

Obst- und Gemüsesäfte sind der Abendtrunk beim Fasten. Sie sollten so zwischen 18 und 19 Uhr eingenommen werden. Bei frisch gepressten Säften immer Obst und Gemüse der Saison aus biologischem Anbau verwenden und mit Wasser oder Tee verdünnen. Auch bei bereits fertigen Säften auf eine hohe Qualität achten. Verschiedene Obst- und Gemüsesorten können nach Belieben kombiniert werden.

## Fastenbrühen

Für die Fastensuppe wird Gemüse gekocht und anschließend abgeseiht, da dieses nicht mitgegessen werden sollte. Durch die Verwendung unterschiedlicher Gemüsesorten erhält man etwas Abwechslung. Wird die Gemüsebrühe nach der Kochzeit noch einige Zeit stehen gelassen, intensiviert sich der Geschmack. Sie ist in der Fastenzeit immer die warme Mittagsmahlzeit. Vorsicht ist bei Personen mit Magenproblemen geboten. Fruchtsäfte und saure Tees (besonders rote Früchtetees) können genauso wie Honig die Magenschleimhaut reizen und sollten deshalb nicht getrunken werden. Ideal sind für diese Personen zwischendurch Hafer- oder Reisschleimsuppen.

## Bewegung

Durch regelmäßige Bewegung während des Fastens werden die Ausscheidungsvorgänge unterstützt, und der Kreislauf wird angeregt. Zusätzlich verhindert man einen zu starken Abbau von Muskelmasse. Die Bewegung fördert die Durchblutung, und der Blutdruck kann stabilisiert werden. Zusätzlich wirkt sie durch die Wärmebildung dem oft auftretenden Frieren entgegen.

Bewegung fördert die Ausscheidungsvorgänge, regt den Kreislauf an und reduziert den Muskelabbau.

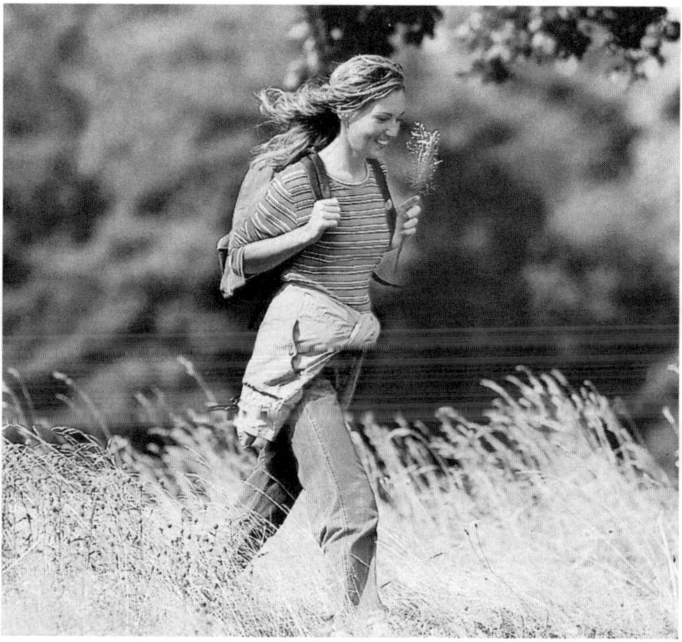

Die Aktivitäten sollten aber gemächlicher ablaufen. Geeignet sind Wandern, Walking, Schwimmen, Gymnastik und Radfahren.

## Anregung der Ausscheidungsvorgänge

Während des Fastens sollten alle Ausscheidungsvorgänge angeregt werden. Eine generelle Anregung der Makro- und Mikrozirkulation in allen Organen, insbesondere der Ausscheidungsorgane, wird durch die Bewegung erzielt. Damit kommt es zur Förderung der Eliminations- und Regenerationsprozesse.

Die Nierentätigkeit wird durch die tägliche Aufnahme von mindestens zweieinhalb Liter Flüssigkeit und die Darmtätigkeit durch die begleitenden Abführmaßnahmen angeregt. Der Leberwickel (z.B. heiße Wärmflasche im feuchten Leinentuch), üblicherweise während der Mittagsruhe über 30 Minuten verwendet, regt die Lebertätigkeit an. Zur besseren Hautdurchblutung und zum Schwitzen kommt es durch die zusätzliche Bewegung, aber auch unter anderem durch Kneipp'sche Anwendungen (Wickel, Packungen), Bürsten, heiße Getränke und die entsprechende Kleidung.

## Mögliche Probleme während des Fastens und Fastenkrisen

Bereits beim kurzfristigen Fasten können Probleme auftreten. Dazu zählen Erschöpfung, Kopfschmerzen, Schlafstörungen, Schwindelgefühl und Schweißausbrüche. Zusätzlich kann es zum Blutdruckabfall und zum akuten Gichtanfall kommen. Angegeben werden aber auch noch Haarausfall und Schmerzen in der Magengegend.

Einige dieser Beschwerden verschwinden im Laufe des Fastens, da sich der Körper an die geänderte Stoffwechselsituation anpasst. Besonders häufig sind die verstärkten Nebenwirkungen am ersten, dritten und siebten Fastentag.

Richtige Fastenkrisen treten dann oft zwischen dem siebten und 14. Fastentag auf. Dabei kann es zu sogenannten hypoglykämischen Phasen kommen, insbesondere nach ungewohnten Anstrengungen. Weiters besteht die Möglichkeit, dass sich allergische, rheumatische, ekzematöse und asthmathische Symptome verschlechtern.

Dies kann sogar mit Fieberschüben, vermehrter Schweißbildung und Erschöpfungszuständen verbunden sein.

Aus diesen Gründen ist eine ärztliche Begleitung besonders wichtig.

## *Kopfschmerzen*

Fast ein Drittel aller Fastenden hat bereits am Abend des Einleitungstages unspezifische Kopfschmerzen. Besonders häufig findet man diese bei allen, die üblicherweise hohe Koffeinmengen zu sich nehmen. Durch den regelmäßigen Genuss von koffeinhaltigen Getränken kommt es sehr leicht zum Gewöhnungseffekt. Sie leiden unter Entzugserscheinungen, die bis zu drei Tagen anhalten können. Neben den Kopfschmerzen kann es auch zu Unwohlsein kommen.

## *Schwindelgefühle*

Die negative Natriumbilanz, durch die vermehrte Ausscheidung über die Niere, führt zusammen mit dem Flüssigkeitsverlust zu Schwindel, aber auch zum Blutdruckabfall. Dies ist besonders in den ersten drei bis vier Tagen zu beobachten.

## Frieren

Da der Körper auf Sparflamme läuft, wird auch weniger Wärme produziert. Damit neigt man zum Frösteln. Zusätzlich steigert der Abfall des Schilddrüsenhormons das Kälteempfinden. Die subjektive Kälteempfindlichkeit steigt besonders ab dem vierten Fastentag und bleibt auch nach dem Fasten noch drei bis vier Tage bestehen. Schlanke Personen frieren schneller und häufiger, da sie schneller Wärme abgeben, weil ihre Isolierschicht aus Fett geringer ist.

## Verminderte Leistungsfähigkeit

Die körperliche Leistungsfähigkeit kann bis zu 50 Prozent abnehmen. In den ersten Tagen liegt der Grund dafür in den entleerten Glykogenspeichern und in der veränderten Substratversorgung der Muskulatur. Bei längerem Fasten kommt noch der Eiweißabbau in der Muskulatur dazu. Achtung: Während des Fastens kann die Reaktionsfähigkeit eingeschränkt sein. Autofahren sollte man aus diesem Grund auch als gesunder Fastender nicht.

## Blutdruckabfall

Die vermehrte Natriumausscheidung, bedingt durch die hormonelle Regelung, führt gemeinsam mit dem Flüssigkeitsverlust zum Abfall des Blutdruckes. Dieser ist bei Personen mit Bluthochdruck durchaus erwünscht, sollte aber ganz genau kontrolliert werden. Blutdrucksenkende Medikamente können oft reduziert oder abgesetzt werden, jedoch nur in Absprache mit einem fastenerfahrenen Arzt. Auch bei Personen mit normalen Werten kommt es in der ersten Fastenwoche dazu, dass der Blutdruck in den unteren Grenzbereich der Norm fällt. Bis zum zehnten Fastentag kann dann dieser wieder etwas ansteigen.

## Anstieg der Harnsäure im Blut

Die vermehrte Ketonkörperbildung und deren Ausscheidung mit dem Harn hemmt die Harnsäuresekretion in der Niere, und es kommt zur Abnahme der Harnsäureclearance. In der Folge steigt die Harnsäurekonzentration im Blutplasma an, und es kommt zur erhöhten Gefahr eines Gichtanfalles. Dies kann aber durch die Beobachtung der Laborwerte insbesondere bei Risikopersonen verhindert werden.

Harnsteine bilden sich sehr selten, da durch die reichliche Flüssigkeitszufuhr die große Urinmenge (mehr als zwei Liter pro Tag) hier schützend wirkt.

## Fastenazidose

Durch die erhöhte Verwertung von Fett zur Energiegewinnung kommt es zur vermehrten Bildung von Ketonkörpern. Eine übermäßige Bildung von Ketonkörpern kann zur Ketoazidose führen. Dabei handelt es sich um eine Übersäuerung, die durch verschiedene Puffersysteme im Körper wieder ausgeglichen wird. So werden die überschüssigen Ketonkörper über die Niere ausgeschieden, um den Säuregehalt des Blutes im Normbereich zu halten. Der Harn hingegen wird stark sauer.

Mit der vermehrten Säureausscheidung kommt es auch immer zu einem großen Flüssigkeitsverlust. Aus diesem Grund setzt das Fasten eine intakte Nierenfunktion voraus und andererseits eine große Aufnahme von Flüssigkeit für die ausreichende Säureausscheidung mit dem Harn. Ein weiterer Ausscheidungsweg ist über die Ausatemluft. Azeton wird sozusagen ausgeatmet, was zu einem obstartigen Ausatemgeruch führt.

Typisch ist eine solche Stoffwechselsituation nicht nur beim Fasten, sondern auch bei Diabetikern, hier als Folge eines Insulinmangels oder/und Überschusses eines Gegenspielers des Insulins (z.B. Kortisol). In schweren Fällen kann eine Ketoazidose zum Koma führen.

## *Trockener Mund, belegte Zunge*

Wird nicht mehr gekaut und braucht keine Nahrung mehr gespalten zu werden, entfällt die Produktion von Verdauungssekreten. Werden üblicherweise bis zu acht Liter pro Tag gebildet, geht diese Menge relativ schnell auf die Hälfte zurück. Eine typische Folge davon ist die trockene Mundschleimhaut, kombiniert mit einer belegten Zunge. Der unangenehme Geschmack im Mund kann durch eine Spülung mit verdünntem Zitronensaft vermindert werden.

## Entwässerung

Relativ rasch kommt es beim Fasten zur Entwässerung. Im ersten Schritt erfolgt die vermehrte Wasserausscheidung durch den Abbau von Glykogenreserven und auch Muskelmasse. Sowohl Glykogen als auch Eiweiß werden gemeinsam im Körper mit Wasser abgespeichert.

Beim Abbau der Reserven verliert man so automatisch an Körperflüssigkeit. In der Folge kommt es aber auch durch den Nahrungsentzug und die unterstützende Darmreinigung zur Entleerung des Magen-Darm-Traktes. Damit braucht der Körper auch keine Verdauungsenzyme und -säfte mehr. Damit wird auch eine nicht unerhebliche Flüssigkeitsmenge im Verdauungstrakt überflüssig. So kommt es zur beträchtlichen Flüssigkeitsausscheidung, die immer auch mit einer ausgeprägten Mineralstoffausscheidung (Natrium, Kalium) verbunden ist. Die Entwässerung betrifft aber unter anderem auch Schleimhäute, was zum Trockenheitsgefühl im Mund führen kann.

## Hungergefühle

Bis zur vollständigen Darmentleerung können immer wieder Hungergefühle auftreten. Diese kommen bevorzugt nachmittags oder abends vor dem Einschlafen. Da hilft das Trinken von Wasser oder Kräutertees genauso wie die geeignete Ablenkung (Meditation, Lesen usw.).

### *Schlafstörungen*

Während des Fastens können ganz individuell Einschlaf- und Durchschlafstörungen auftreten. Die Änderung des Schlafverhaltens ist jedoch stoffwechselbedingt. Fastende berichten auch von sogenanntem Traumdenken. Hilfreich laut Berichten von Fastenärzten ist das Trinken von Kräutertees, aber auch kalte Waschungen und Wassertreten vor dem Schlafengehen oder während der Nacht. Als altes bewährtes Hausmittel steht aber auch das Trinken eines Glases Milch oder Buttermilch zur Verfügung.

### *Krämpfe*

Durch die vermehrte Mineralstoffausscheidung kann es zu Wadenkrämpfen kommen. Hier sollte der Mineralstoffhaushalt überprüft werden. Ursache ist oft ein Magnesiummangel.

## Schwere Nebenwirkungen und Komplikationen

Wenn es zu schweren Nebenwirkungen oder Komplikationen kommt, sind dafür hauptsächlich die Elektrolytverschiebungen und der Eiweißabbau verantwortlich.

> Buttermilch, fettarmer Joghurt oder auch Magerquark reduzieren den Eiweißabbau.

**Mögliche Fasten-Nebenwirkungen und deren Gründe**

| | |
|---|---|
| Kopfschmerzen | Blutdruckabfall, häufig Koffeinentzugserscheinungen |
| Schwindel | Blutdruckabfall, Flüssigkeitsverlust |
| Schlafstörungen | Umstellung des Nervensystems |
| Wadenkrämpfe | Vermehrte Mineralstoffausscheidung, Magnesium- und/oder Kaliummangel |
| Hungergefühle | Unvollständige Darmentleerung |
| Trockener Mund | Flüssigkeits- und Mineralstoffausscheidung. Reduzierte Speichelsekretion |
| Sehstörungen | Verringerung des Augeninnendrucks und damit verbunden Änderung des Krümmungsradius der Linse durch verringerte Kammerwasserbildung |
| Erhöhte Atemfrequenz | Respiratorische Kompensation der Fastenazidose |
| Frieren | Abfall der Schilddrüsenhormone, Absenkung des Grundumsatzes und der Wärmebildung |
| Magenbeschwerden | Wegfall der Pufferung der Magensäure durch den Nahrungsbrei |
| Mundgeruch | Reinigung durch verringerte Speichelsekretion entfällt. Abatmung der Ketose |
| Herzbeschwerden | Elektrolytausscheidung |
| Hautprobleme | Vermehrte Ausscheidung von Stoffwechselprodukten über die Haut |
| Gichtanfälle | Anstieg der Harnsäure |

Der Eiweißabbau betrifft nicht nur die Skelettmuskulatur, sondern auch den Herzmuskel. Dadurch kann es zu schweren Herzrhythmusstörungen und Kammerflimmern kommen, was unter Umständen zum Tod führen kann.

## Tod durchs Fasten

Man kann davon ausgehen, dass bei totalem Fasten nach einem Verlust von 40 Prozent des Körpergewichtes der Tod eintritt.

## Medikamenteneinnahme während des Fastens

Einige Medikamente müssen während des Fastens anders dosiert werden. Besondere Vorsicht ist geboten bei nichtsteroidalen Antirheumatika, Kortikoiden, Antihypertonika (insbesondere Betablockern und Diuretika), Antidiabetika, Antikoagulanzien, Psychopharmaka (insbesondere Neuroleptika) und Antiepileptika. Auch die Pille hat eine eingeschränkte Wirkung.

Wer Medikamente einnimmt, muss unter ärztlicher Kontrolle fasten.

Medikamente wie Digitalis, Diuretika oder Antihypertonika müssen reduziert werden. Wenn Medikamente eingenommen werden, unbedingt und nur unter ärztlicher Aufsicht fasten und die Dosierung nach ärztlicher Anordnung befolgen.

## Proteinverlust

Ein großes Problem stellt der Proteinverlust beim totalen Fasten dar. Erst bei einem Verlust von 30 bis 40 Prozent Körperprotein muss man aber mit ernsthaften Komplikationen rechnen. So hohe Abbauraten treten erst nach langem Fasten auf.

Der Proteinabbau beträgt beim totalen Fasten nach vier Wochen 1145 Gramm, das entspricht einem Abbau des Gesamtbestandes von Körperprotein von zehn bis 15 Prozent. Damit sind keine bedrohlichen Veränderungen im Proteinstoffwechsel zu erwarten. Ungünstig ist ein großer Proteinabbau aber in Hinblick auf den vermehrten Abbau von fettfreier Masse.

Männer verlieren beim totalen Fasten mehr Körpereiweiß als Frauen. Werden sechs Tage ohne jede Nährstoffzufuhr gefastet, nehmen Männer rund 76 Gramm Körperprotein pro Tag ab, Frauen hingegen nur knapp über 50 Gramm pro Tag. Keine oder nur sehr geringe Unterschiede gibt es zwischen normalgewichtigen und übergewichtigen Personen.

Führt man jedoch hochwertiges Eiweiß z.B. durch Formuladiäten oder auch Milchprodukten zu, reduziert sich der Abbau enorm. So gibt es Untersuchungen, die zeigen, dass mit diesem sogenannten proteinsparenden Fasten nach sieben Wochen nur zwischen 45 und 300 Gramm Protein abgebaut werden. Messbar ist der Proteinverlust über die Stickstoffausscheidung im Harn.

## Blutdruck

Charakteristisch für das Fasten ist das Absinken des Blutdruckes. Dieser sinkt unabhängig von der Art des Fastens. Der Blutdruckabfall ist beim absoluten Fasten am größten. Nach zehn Tagen können der systolische Wert um durchschnittlich 17 und der diastolische Wert um zehn mmHg reduziert sein.

## Gichtanfall

Während des Fastens kommt es immer zum Anstieg der Harnsäure im Blut. Bei Personen, die besonders gefährdet sind, kann dies einen akuten Gichtanfall auslösen. Verhindern kann man dies nur durch eine ausreichende Flüssigkeitszufuhr.

## Gallen- und Nierenprobleme

Fasten bewirkt eine vermehrte Bildung von Gallengrieß, vor allem deshalb, weil keine Fettverdauung mehr stattfindet. Damit steigt das Risiko, dass sich Gallensteine bilden oder vorhandene vergrößern. Berichten zufolge soll hier die tägliche Gabe von isotonen Bittersalzen helfen, da diese den Gallenfluss anregen.

Bei zu geringen Trinkmengen können sich im Fastenstoffwechsel immer vermehrt steinbildende Substanzen bilden. Durch die entsprechende Flüssigkeitszufuhr kann dies verhindert werden. Koliken kommen selten vor.

## Fastendepression

Während des Fastens kann es zu depressiven Verstimmungen kommen. Man nennt diese bezeichnenderweise »Fastendepression«. Betroffen sind hier gefährdete Personen mit affektiven Störungen[2].

Diese Depressionen können bei diesen Personen auch bei jeder Form von Gewichtsreduktion auftreten.

## Fasten und Ess-Störungen

Fasten an sich führt nicht generell zur Ausbildung von Ess-Störungen. Jedoch sind Personen, die die stimmungsstabilisierenden Effekte des Fastens besonders positiv empfinden, gefährdet. Eine mögliche Erklärung liegt im erhöhten Serotoninspiegel, dem Botenstoff des Gehirns, der unter anderem für die Stimmung verantwortlich ist. Während des Fastens steigt der Serotoninspiegel an. Damit wird ein ähnlicher Ef-

---

[2] Unter dem Begriff **»affektive Störungen«** (affektive Psychosen) werden die Erkrankungsformen der endogenen **Depression** und der Manie zusammengefasst. Unter Depression ist ein Gefühlszustand zu verstehen, der durch große Traurigkeit und Besorgnis gekennzeichnet ist. Der Betroffene fühlt sich wertlos, schuldig und zieht sich von anderen zurück. Weitere Anzeichen einer endogenen Depression sind Schlafstörungen, Mangel an Appetit und sexuellem Interesse sowie eine Antriebs- und Interesselosigkeit. Unter **Manie** versteht man einen Zustand intensiver aber unbegründet gehobener Stimmung. Diese äußert sich in übersteigerter (oft sinnloser) Aktivität, Rededrang, sprunghaftem Denken, Ablenkbarkeit und unrealistischen Plänen. Relativ selten tritt Manie alleine auf, meist wechseln sich manische und depressive Phasen ab.

fekt ausgelöst, wie nach der Einnahme von »Glückspillen«. Wenn gefährdete Personen anhaltenden, schwer kontrollierbaren Belastungen ausgesetzt sind, ist die Gefahr besonders groß, dass sie durch das Fasten eine Möglichkeit entdecken, ihre Angst zu bewältigen und darauf auch zurückgreifen und so in einen Teufelskreis geraten.

## Wann sollte das Fasten abgebrochen werden?

**Abbruchkriterien für das Fasten**

- mangelnde Motivation
- hochgradige Herzrhythmusstörungen
- therapierefraktäre Magenbeschwerden
- Störungen im Elektrolythaushalt:
  - Kalium ($K^{+}$): < 3.0 mmol/l
  - Natrium ($Na^{+}$): < 123 mmol/l
  - Chlor (Cl): < 90 mmol/l
- Kreislaufdepressionen über mindestens 2 Tage
- Herzfrequenz: < 45/min
- Blutdruck: systolisch < 70 mmHg und/oder diastolisch < 40 mmHg über 2 Tage

Es gibt ganz klare Richtlinien, wann man unbedingt das Fasten abbrechen sollte. Dazu gehört in erster Linie die mangelnde Mitarbeit oder Motivation des Fastenden. Außerdem sind hochgradige Herzrhythmusstörungen, Magenbeschwerden und Blutdruckprobleme (systolisch: < 70 mmHg und diastolisch < 40 mmHg über zwei Tage) ein Abbruchgrund. Auch massive Störungen des Elektrolythaushaltes (Kalium: < 3.0 mmol/l oder Natrium: < 123 mmol/l oder Chlor: < 90 mmol/l) veranlassen dazu, die Nahrungsaufnahme wieder aufzunehmen.

## Mögliche positive Auswirkungen des Fastens

### *Änderung der Blutlipide*

Fasten verändert den Fettstoffwechsel. Während der Nahrungskarenz kommt es zur Abnahme des Triglyzerid- und Cholesterinspiegels im Blut, durchaus erwünschte und positive Auswirkungen. Damit wird ein effektiver Schutz gegen Herz-Kreislauf-Erkrankungen erzielt.

Die Triglyzeride nehmen hauptsächlich in der ersten Fastenwoche ab. Ein starker Abfall erfolgt in den ersten vier Tagen, dann bleiben die Werte konstant. Insgesamt kann der Triglyzeridspiegel bis um 100 mg/dl im Blut abfallen.

Untersuchungen an übergewichtigen Personen zeigten bei einer Fastenzeit von 21 Tagen, dass der Gesamtcholesterinspiegel von 224 mg/dl am Beginn auf durchschnittlich 160 mg/dl gesenkt wurde.

Das schlechte LDL-Cholesterin sank im Mittel um 100 mg/dl. Die Abnahme erfolgt vom vierten Fastentag an kontinuierlich.

Da auch das gute HDL-Cholesterin gesenkt wird und bei Nachkontrollen nach einigen Monaten die Ausgangswerte wieder erreicht wurden, ist Fasten prinzipiell nicht die erste Wahl der Therapie bei Fettstoffwechselstörungen und bei starkem Übergewicht.

Wird jedoch während des Fastens auch Bewegung gemacht, sinkt das gute HDL-Cholesterin nur in den ersten Tagen und zeigt dann aber eine ansteigende Tendenz.

Beim Saftfasten über eine Woche nimmt der Gesamtcholesterinspiegel um neun Prozent ab. Eine Woche nach Fastenende findet man aber wieder die Ausgangswerte.

Während des Fastens sinken der Triglyzerid- und LDL-Cholesterinspiegel, aber auch der HDL-Spiegel, wenn keine zusätzliche Bewegung gemacht wird.

Anders sind die Langzeitauswirkungen bei übergewichtigen Personen, die zum Einstieg in die Gewichtsreduktion einen Monat lang modifiziert fasten (380 kcal, 36 Gramm Eiweiß) und dann das abgenommene Gewicht halten oder sogar noch weiter abnehmen können, indem sie über ein Jahr eine Reduktionskost von 600 bis 1180 kcal pro Tag einhalten und regelmäßig Bewegung machen. Diese Personen haben ein Jahr nach der Fastenperiode nicht nur 16 Kilogramm weniger Körpergewicht als bei Beginn, sondern es konnten auch der Gesamtcholesterin- und Triglyzeridspiegel langfristig gesenkt und das gute Cholesterin erhöht werden.

## Vitalitätssteigerung durch Fasten

Bei stark übergewichtigen Personen konnte nach der Gewichtsreduktion nach durchschnittlich 21 Tagen Fasten nach Buchinger festgestellt werden, dass es zu einer deutlichen Vitalitätssteigerung kam. Die Forscher stellten sogar eine »Verjüngung« der Fastenden um fünf Jahre fest.

## Fasten als Anti-Aging-Strategie?

Bei längeren Hungerphasen werden im Körper sogenannte Langlebigkeitsgene aktiviert, die den Alterungsprozess verhindern.

Damit wird Fasten regelrecht zur Anti-Aging-Kur schlechthin. Wer fastet, versetzt seinen Körper in eine Art Winterschlaf. Dabei sinkt die Körpertemperatur um bis zu 1 °C und der Spiegel des DHEA-Hormons steigt an. Beide Vorgänge haben eine deutlich lebensverlängernde Wirkung.

Dies wurde derzeit sehr erfolgreich an Tierstudien belegt. Insgesamt kann man schon sehr eindrucksvoll sein Krankheitsrisiko senken und das Fortschreiten des Alterungsprozesses dämpfen, indem man weniger isst und ab und zu das Abendessen streicht. Auch damit kommt es während des Schlafes zur Absenkung der Körpertemperatur und zum deutlichen Anstieg des Schlafhormons Melatonin. Damit werden viele Körperfunktionen ruhig gestellt und so Alterungsvorgänge gebremst.

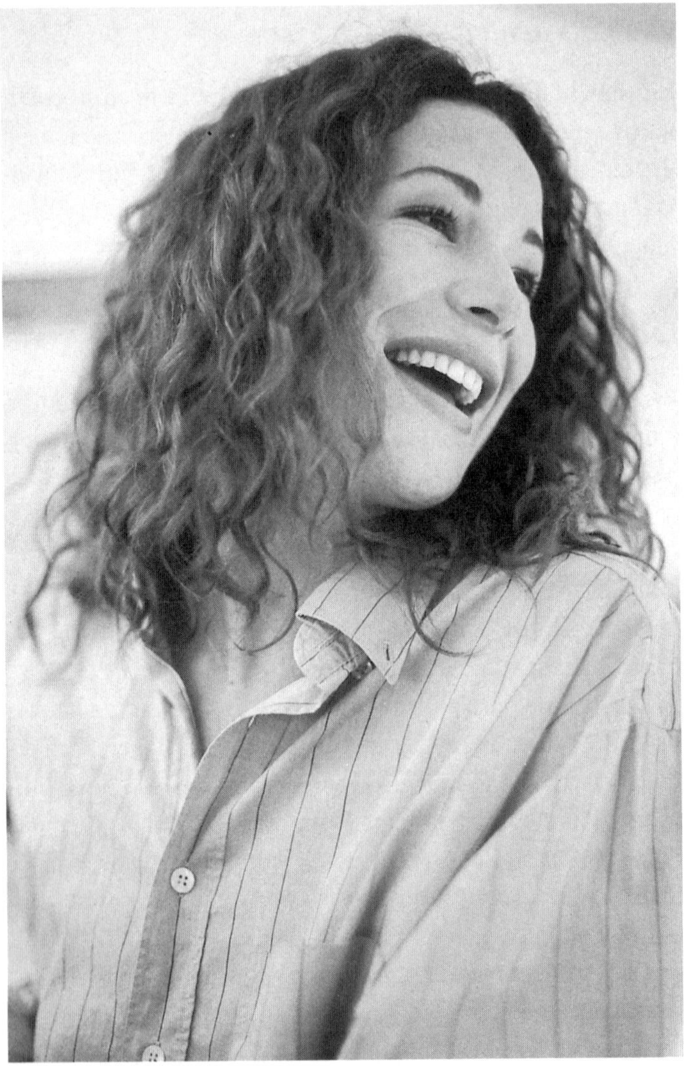

## *Schützt Fasten das Gehirn?*

Aus Untersuchungen weiß man, dass eine hohe Energiezufuhr und ein Defizit an einzelnen Vitaminen (z.B. Folsäure) das Risiko für Alzheimer ansteigen lassen. Tierstudien haben mittlerweile bestätigt, dass eine reduzierte Energiezufuhr oder auch periodisches Fasten das Risiko für Gehirnkrankheiten verringert, da es dadurch zu einer vermehrten Produktion von speziellen Botenstoffen (neurotrophic factors) und besonderen Schutzstoffen für Neuronen im Gehirn kommt. Bei Mäusen führt periodisches Fasten (= Reduktion der Mahlzeitenfrequenz) zu einer Resistenzzunahme der Neuronen im Gehirn, das schützt insbesondere vor schädlichen Stresseinflüssen.

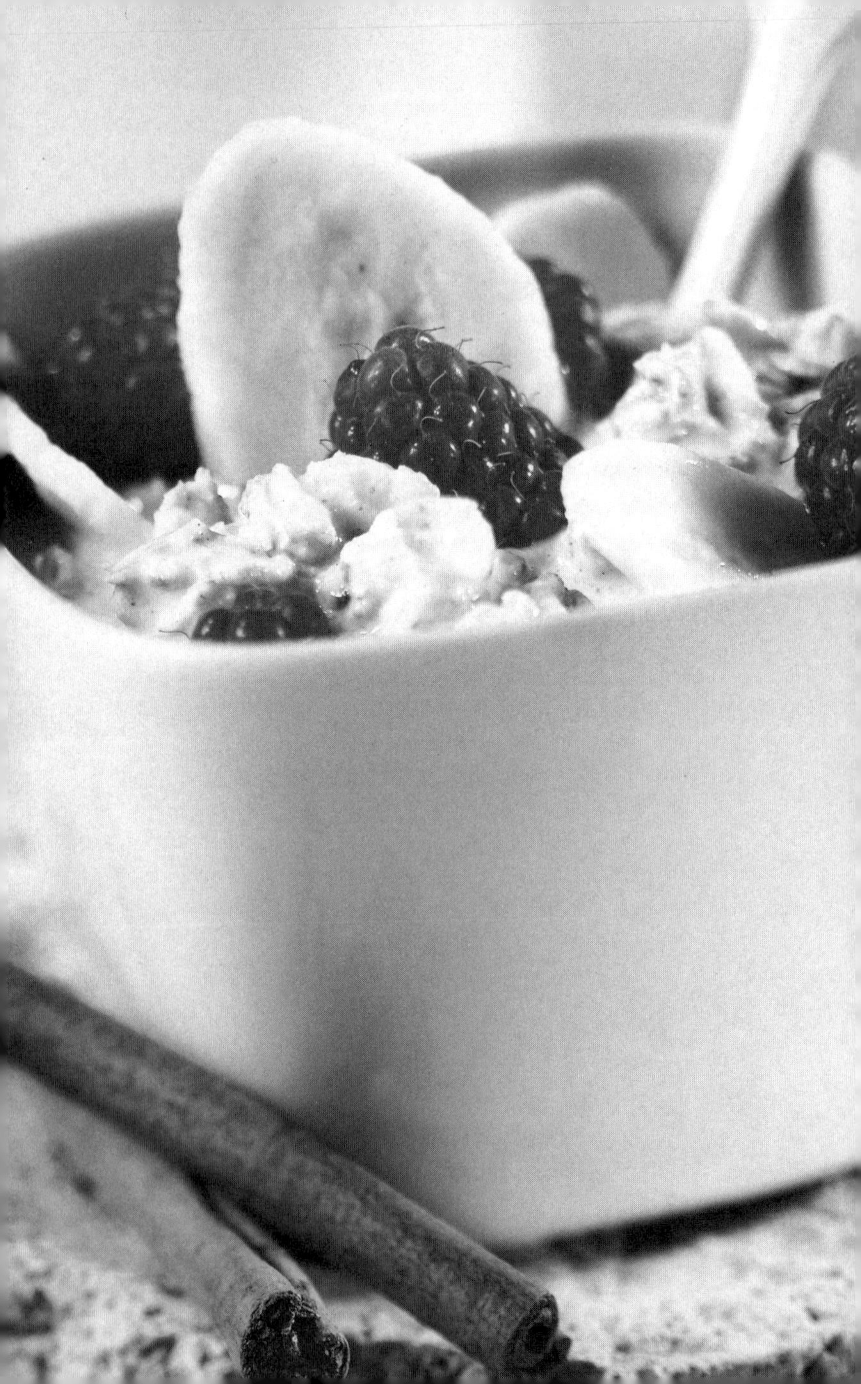

# Nach dem Fasten

*»Du musst nicht nur mit dem Munde, sondern auch mit dem Kopfe essen, damit dich nicht die Naschhaftigkeit des Mundes zugrunde richtet.«*

FRIEDRICH NIETZSCHE

Fasten alleine führt nicht zu einer wünschenswerten langfristigen Ernährungsumstellung. Aber nur die gewährleistet auch den »Langzeiterfolg«. Generell kann festgestellt werden:

**Fasten ist die Möglichkeit, die eigene Ordnung zu finden, die Zeit nach dem Fasten ist die Chance, diese zu leben!**

Nach dem Fasten ist auf alle Fälle die richtige Nahrungsmittelauswahl viel leichter. Man isst bewusster und langsamer, schmeckt intensiver und kann auch die inneren Signale wie Hunger oder Sattsein wieder besser wahrnehmen.

## Fastenbrechen – Aufbautage

Fastenbrechen bedeutet das Beenden des Fastens. Die Verdauungsfunktionen müssen wieder reaktiviert werden, um dann schrittweise zur Normalkost zurückkehren zu können.

Dieser gezielte Kostaufbau ist ganz wichtig. George Bernard Shaw bemerkte dazu: »Jeder Dumme kann fasten, aber nur ein Weiser kann das Fasten richtig abbrechen.«

Drei bis vier Aufbautage sind empfehlenswert. Die vollständige Umstellung des Körpers dauert aber ungefähr eine Woche.

### *1. Aufbautag*

Am Vormittag soll ein Apfel, bevorzugt gedünstet – weil besser verträglich – langsam gegessen werden. Zu Mittag eine Gemüsebrühe und am Abend eine Scheibe Knäckebrot mit etwas Jogurt oder Buttermilch.

### *2. Aufbautag*

Hier gibt es leicht verträgliche Gemüsesorten wie Karotten, Gemüsesuppe mit etwas Getreideschrot und gedünstetes Gemüse mit Pellkartoffeln. Ergänzt werden die Kartoffeln mit Magerquark.

## 3. Aufbautag

Dieser besteht aus Müsli aus Getreideflocken, Obst, Quark, Joghurt, viel Frischkost und wahlweise Getreide-Gemüse-Suppe oder Vollkornbrot.

Am Morgen der Aufbautage sollten auch immer über Nacht eingeweichte Backpflaumen oder Feigen gegessen werden. Diese bringen den Verdauungstrakt wieder in Schwung.

Ein Apfel ist das erste Nahrungsmittel nach dem Fasten.

**Rezept Kartoffel-Gemüse-Suppe**

*1 Kartoffel*
*1 Karotte*
*¼ Stange Lauch*
*¼ Liter Wasser*
*1 TL gekörnte Gemüsebrühe*
*1 Prise Muskat*
*½ TL Hefeflocken*
*1 TL gehackte Petersilie*

Gemüse waschen, schälen und in feine Streifen schneiden. Wasser und Gemüsebrühe aufkochen lassen, Gemüse beimengen und 15 Minuten zugedeckt weich garen. Mit Muskat und Hefeflocken abschmecken und mit gehackter Petersilie bestreut servieren.

**Beispiel für 1. Aufbautag**

- **Morgens:** Tee
- **Vormittags:** 1 reifer Apfel (eventuell auch gedünstet)
- **Mittags:** Kartoffel-Gemüse-Suppe
- **Abends:** 1/4 Liter Buttermilch mit 1 TL Leinsamen, 1 Scheibe Knäckebrot
- **Zwischendurch:** Tee, Wasser

**Rezept Pellkartoffeln mit Kräuterquark**

*3 mittelgroße Kartoffeln, 100 Gramm Magerquark, 1/4 TL Sonnenblumenöl, 50 ml Mineralwasser, Kümmel, verschiedene Kräuter*

Kartoffeln gründlich waschen und am besten dämpfen. Magerquark mit Sonnenblumenöl und Mineralwasser verrühren. Mit Kümmel und den gehackten Kräutern würzen.

**Rezept Tomatensuppe**

*250 Gramm reife Tomaten, 1/2 Zwiebel, 1 TL Sonnenblumenöl, 1/4 Liter Wasser, 1 TL gekörnte Gemüsebrühe, Pfeffer, 1/2 TL Hefeflocken, Petersilie oder Basilikum, gehackt*

Tomaten würfeln und Zwiebel kleinwürfelig schneiden. Öl erhitzen, Zwiebel- und Tomatenwürfel kurz anrösten, mit Wasser aufgießen, gekörnte Brühe beimengen und ca. zehn Minuten weich dünsten lassen. Mit Pfeffer und Hefeflocken abschmecken und mit den gehackten Kräutern bestreut servieren.

**Beispiel für 2. Aufbautag**

- **Morgens:** Tee, 2 Stück am Vorabend eingeweichte Backpflaumen oder Feigen, Hafermüsli
- **Mittags:** Naturreis mit Gemüse, Früchte-Topfen-Creme
- **Abends:** Sauerkraut-Frischkost, Getreide-Gemüse-Suppe
- **Zwischendurch:** Tee, Wasser

**Rezept Hafermüsli**

*2 TL Haferflocken*
*½ Becher Magerjoghurt*
*1 kleiner Apfel*
*etwas Zitronensaft*
*1 TL geriebene Nüsse*
*1 TL Honig*

Haferflocken und Joghurt verrühren. Apfel fein reiben, mit Zitronensaft beträufeln und gemeinsam mit den Nüssen und dem Honig in den Joghurt geben.

**Beispiel für 3. Aufbautag**

- **Morgens:** Tee, 2 Stück am Vorabend eingeweichte Backpflaumen oder Feigen, 2 Scheiben Vollkornknäckebrot, 50 Gramm Magerquark
- **Mittags:** Pellkartoffeln mit 100 Gramm Kräuterquark
- **Abends:** Tomatensuppe, Joghurt mit 1 TL Leinsamen, 1 Scheibe Vollkorn-Knäckebrot
- **Zwischendurch:** Tee, Wasser

**Rezept Naturreis mit Gemüse**

*100 Gramm Naturreis*
*200 ml Wasser*
*½ Zwiebel*
*1 Karotte*
*½ Zucchini*
*½ Kohlrübe*
*1 TL Rapsöl*
*gehackte Kräuter*

Naturreis ins kochende Wasser geben und ca. 25 Minuten garen lassen. Gemüse waschen, fein schneiden. Öl erhitzen und Gemüse darin kurz anrösten und dann weich dünsten lassen. Mit gehackten Kräutern vermischen und gemeinsam mit dem Reis servieren.

**Beispiel für 4. Aufbautag**

- **Morgens:** Tee, 2 Vollkornbrote mit Kräuterquark
- **Mittags:** Rohkostteller, Joghurt mit Früchten und 1 EL Leinsamen
- **Abends:** Gemüse-Getreide-Suppe, 1 Scheibe Vollkornbrot
- **Zwischendurch:** Tee, Wasser

**Rezept Getreide-Gemüse-Suppe**

*1 TL Rapsöl*
*2 EL fein geschroteter Dinkel*
*1/4 Liter Wasser*
*1 TL gekörnte Gemüsebrühe*
*1 Karotte*
*1/2 Kartoffel*
*1/4 Lauch*

Öl erhitzen und Dinkelschrot darin kurz anrösten lassen. Mit Wasser aufgießen und gekörnte Gemüsebrühe einstreuen. Gemüse waschen, klein schneiden und in die Suppe geben. Insgesamt ca. 20 Minuten kochen lassen. Eventuell mit verschiedenen Kräutern abschmecken.

## *Ausreichend trinken auch nach dem Fasten*

Auch in der Nachfastenphase sollte ausreichend getrunken werden. Die Mindestmenge liegt bei ein bis zwei Litern. Besonders viel Flüssigkeit braucht man zur besseren »Durchfeuchtung« der Schleimhäute und zur Bildung der Verdauungssekrete. Außerdem werden die Glykogenspeicher wieder aufgefüllt, und dabei wird immer auch Wasser miteingelagert.

Wenn die Verdauungsaktivität wieder eintritt, gelangen ca. 20 Prozent des Blutes in den Verdauungstrakt. Dadurch ändern sich die Druckverhältnisse im Körper, und dies führt zu einer kurzfristig sinkenden körperlichen Leistungsfähigkeit.

## *Langsame Steigerung der Energiezufuhr*

Schritt für Schritt kann man die Energiezufuhr wieder erhöhen. Nachdem der Grundumsatz durchs Fasten gesenkt wurde, sollte auf alle Fälle über eine längere Zeit generell etwas weniger gegessen werden, da sonst wieder vermehrt Fett in die Fettpölsterchen eingelagert wird. Am ersten Aufbautag sollten rund 800 kcal, am zweiten 1000 kcal und am dritten 1180 kcal gegessen werden.

## *Richtige Nährstoffzusammensetzung*

Hauptnährstoff im Aufbau sollten die Kohlenhydrate darstellen. Diese sind relativ leicht zu verstoffwechseln. Günstige Kohlenhydratquellen sind Obst und Getreide. Meiden sollte man schnell verfügbare Kohlenhydrate wie Zucker.

Eiweiß sollte am Anfang nur in geringen Mengen gegessen werden. Ideal ist Milcheiweiß. Alle anderen tierischen Eiweißarten (Fleisch, Wurst) sollten erst nach einer Woche und auch nur in sehr kleinen Mengen gegessen werden.

Auch bei den Fetten ist vorerst noch Vorsicht geboten. Die meisten brauchen zur Verdauung die Gallenflüssigkeit, die aber erst wieder langsam gebildet wird. In den ersten Tagen sollte nur Milchfett als Nahrungsfett zur Verfügung stehen. Schritt für Schritt kann man dann die Fettzufuhr durch hochwertige ungesättigte Öle (Sonnenblumenöl, Olivenöl, Rapsöl) erhöhen.

## *Salz sparsam verwenden*

Besonders empfindlich reagiert der Körper auch auf Kochsalz. Da Salz im Körper Wasser bindet, kommt es bei hohem Salzkonsum zu vermehrten Wassereinlagerungen.

Das Gefühl der Leichtigkeit während des Fastens wird somit rasch durch das Gefühl der Schwere und des Aufgedunsen-Seins ersetzt.

Es spielt hier keine Rolle, ob man Kochsalz, Meersalz oder auch andere alternative Salzarten verwendet. Alle bestehen aus Natrium, das für die vermehrte Wasserspeicherung verantwortlich ist.

**Hauptregeln für das Fastenbrechen und den Kostaufbau**

- langsam essen
- gründlich kauen
- sich auf das Essen konzentrieren
- auf Salz verzichten
- keine schwer verdaulichen Lebensmittel (Fleisch, Wurst, Hartkäse, Gebackenes, Frittiertes, Eier)
- kein Kaffee
- kein Alkohol

## *Langsam essen*

»Gut gekaut ist halb verdaut«, besagt ein altes Sprichwort. Es ist tatsächlich so, dass durch eine sorgfältige Zerkleinerung und das Einspeicheln die beste Voraussetzung für die optimale Verdauung gegeben ist.

Außerdem kann so die Spaltung der Kohlenhydrate bereits im Mund erfolgen. Schluckt man große Nahrungsbestandteile, kommt es zur schnelleren Passagezeit, und die Nährstoffe werden schlechter ausgenutzt.

Unverarbeitete Nahrungsbestandteile gelangen in die unteren Darmabschnitte, werden dort von den Darmbakterien zersetzt und verursachen Blähungen.

### *Ausreichend Ballaststoffe*

Die Aufbaukost sollte ballaststoffreich sein. Ballaststoffe führen zur Füllung des Magen-Darm-Traktes und sorgen für eine entsprechende Sättigung.

Ballaststoffreich sind Obst, Gemüse und Vollkorngetreide. Frischkost wird gut vertragen, wenn sie ausreichend gekaut wird.

### *Milchprodukte*

Fermentierte Milchprodukte, wie Buttermilch, fettarmer Joghurt helfen mit, die Darmflora zu regenerieren. Probiotische Bakterienkulturen sind hier besonders wirksam.

## Übergang zu einer vollwertigen, abwechslungsreichen Mischkost

Die Aufbautage leiten den behutsamen Einstieg in eine gesunde, vollwertige Kost ein. Am Anfang sollte man Nahrungsmittel weglassen, die besonders häufig Unverträglichkeiten hervorrufen. Dazu zählen Hülsenfrüchte, Kohl oder auch Paprika. Weiters verzichtet man lieber auch auf besonders scharfe Zutaten wie Chilis und meidet auf alle Fälle Zubereitungsarten wie scharf anbraten, panieren, frittieren.

## Lebensmittelpyramide

Zur Orientierung, welche Lebensmittel in welchen Mengen gegessen werden sollten, dient die Lebensmittelpyramide. Sie besteht aus fünf Lebensmittelgruppen.

Je weiter unten ein Lebensmittel zu finden ist, desto häufiger sollte es konsumiert werden. Die Zusammenstellung der Pyramide signalisiert auch, dass die Ernährung so abwechslungsreich wie möglich gestaltet werden soll.

Nach den Getränken, bevorzugt Wasser, Mineralwässer, ungesüßte Tees und verdünnte Fruchtsäfte bilden die pflanzlichen Lebensmittel wie Obst, Gemüse und Getreide die Basis.

Obst, Gemüse und Hülsenfrüchte sollten fünf Portionen am Tag liefern, aber insgesamt mindestens 400 Gramm.

Sie decken einen Großteil des Vitamin- und Mineralstoffbedarfs. Sie sollten auf das saisonale Angebot abgestimmt sein, und Gemüse sollte zum Teil auch roh gegessen werden.

Grundsätzlich gilt: Je bunter die Ernährung, desto besser! Empfehlenswert ist ein »bunter Regenbogen« auf dem Teller.

Getreide und Getreideprodukte, Brot, Nudeln und Reis sind die wichtigste Lebensmittelgruppe. Diese sollte vorzugsweise in Form von Vollkorn mehrmals täglich verzehrt werden.

Zweimal täglich sollten auch fettarme Milch und Milchprodukte gegessen werden. Sie versorgen den Körper mit ausreichend Kalzium und dienen zur Vorbeugung von Osteoporose.

Zusätzlich werden noch ein bis zwei Fischportionen pro

**Die Ernährungspyramide**

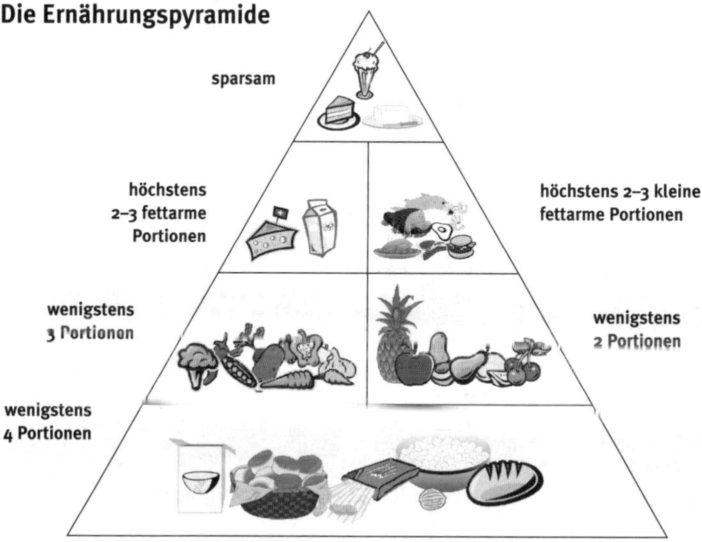


Täglich wenigstens 1,5 Liter Getränke

Woche empfohlen. Besonders günstig sind hier fette Seefische, da ihre Fettsäuren besonders günstig für Körper und Gehirn sind.

Der Konsum von Fleisch und Wurstwaren sollte auf höchstens zwei bis drei Portionen pro Woche verringert werden. Wenn Fleisch, dann aber auch fettarme Sorten (Huhn ohne Haut, Pute) und Teilstücke. Auch der Eierkonsum ist auf drei Stück pro Woche zu reduzieren.

Die Spitze der Pyramide besteht aus tierischen Fetten und Süßigkeiten. Diese Lebensmittel sollten nur selten und in kleinen Mengen genossen werden. Tierische Fette sollten durch pflanzliche ersetzt werden.

# Literatur

Anson RM, Guo Z, de Cabo R, lyon T, Rios M, Hagepanos A, Ingram DK, Lane MA, Mattson MP. Intermittent fasting dissociates benefical effects of dietary restriction on glucose metabolism and neuronal resistance in injury from calorie intake. Proc Natl Acad Sci USA 2003; 100 (10): 6216–6220.
Bayer PM, Flegel U, Pointner H. Long-term results after therapeutic starvation. Wien Klin Wschr 1977; 89: 222–224.
Berger M, Granz M, Berchthold P, Krüskemper G, Zimmermann H. Verlaufsuntersuchungen zum Langzeiteffekt der Nulldiät. Dtsch med Wschr 1976; 16: 601–605.
Blondheim DS, Blondheim O, Blondheim SH. The dietary composition of pre-fast meals and its effect on 24 hour food and water fasting. Isr Med Assoc J 2001; 3: 657–662.
Biesalski HK, Grimm P. Taschenatlas der Ernährung. Thieme Verlag Stuttgart, 1999.
Buchinger M. Heilfasten ist nicht Hungern. Georg Thieme Verlag Stuttgart, 1996.
Elia M, Stubbs RJ, Henry CJ. Differences in fat, carbohydrate, and protein metabolism between lean and obese subjects undergoing total starvation. Obes Res 1999; 7: 597–604.
Elmadfa I, Leitzmann C. Ernährung des Menschen. Ulmer Verlag Stuttgart, 2004.
Fahrner H. Fasten als Therapie. Physiologie und Pathophysiologie, Methodik, Indikation und Verläufe, Psychische Aspekte. Hippokrates Verlag Stuttgart, 1991.
Fisler JS, Drenick EJ. Calcium, magnesium, and phosphate balances during very low calorie diet of soy or Collagen protein in obese men: comparison to total fasting. Am J Clin Nutr 1984; 40: 14–25.
Göschke H, Hausser R, Lauffenburger TH, Maier I, Ott S, Vogl M. Langzeiterfolg beim Fasten. Ergebnisse von 132 Patienten nach 1 bis 6½ Jahren. Schweiz Med Wschr 1976; 106: 713–717.
Göschke H, Stahl M, Thölen H. Nitrogen loss in normal and obese subjects during total fast. Klein Wschr 1975; 53: 605–610.
Hainer V, Kunesova M, Stich V, Parizkova J, Zak A, Stukavec V, Hrabak P. Body-fat distribution and serum lipids during the long-term follow of obese patients treated initially with a very-low-calorie diet. Am J Clin Nutr 1992; 56: 283–285.
Hart RW, Dixit R, Seng J, Turturro A, Laekey JE, Feuers R, Duffy P, Buffington

C, Cowan G, Lewis S, Pipkin J, Li SY. Adaptive role of calorie intake on the degenerative disease processes. Toxicol Sci 1999; 52 (2 Suppl): 3–12.
Heesen H, Geisler D, Jons P, Petersen. Verhalten des Thiamin und Thiaminprophosphat bei Fettsüchtigen unter Reduktionskost und Nulldiät. Dtsch med Wschr 1995; 100: 544–548.
Heilbronn L, Ravussin E. Calorie restriction and aging: review of the literature and implications for studies in humans. Am J Clin Nutr 2003: 78: 361–369.
Heilbronn LK, Civitarese AE, Bogacka I, Smith SR, Hulver M, Ravussin E. Glucose tolerance and skeletal muscle gene expression in response to alternate day fasting. Obesity Research 2005; 13:574–581.
Huang S, Fu Y, Wang H, Giang S. Effects of breakfast with different calorigenic amounts on blood glucose, insulin and glucagon levels. Journal of Zhejiang University Science 2003; 4: 735–755.
Huber R, Nauck M, Lüdtke R, Scharnagl H. Effects of one week juice fasting on lipid metabolism: A cohort study in healthy subjects. Forschende Komplementärmedizin und Klassische Naturheilkunde 2003; 10 (1).
Huether G, Schmidt S, Rüther E. Essen, Serotonin und Psyche. Die unbewusste nutritive Manipulation von Stimmung und Gefühlen. Deutsches Ärzteblatt 1998; 95: A-477-A-479.
Huether G. Neurobiologische Effekte und psychische Auswirkungen des Fastens. Erfahrungsheilkunde 2001; 50: 468–471.
Jungmann H, Stiehm M, Harm K. Einfluss von Nahrungskarenz und Bewegungstherapie auf die Blutfette und ihre Fraktion. Klin. Wschr 1981; 59: 1061–4.
Balazsi I, Karadi I, Somogyi A, Jona G, Romics L. Serum lipids during starvation in obesity. Acta Med Hung 1983; 40: 133–138.
Kaspar H. Ernährungsmedizin und Diätetik. Urban & Fischer Verlag München, 2000.
Kellner R, Matzkies F, Berg G. Wasser- und Mineral-Haushalt bei Nahrungsaufbau nach Fasten. Fortschr Med 1977; 37: 2223–2224.
Keys A, Brozek J, Henschel A, Mickelsen O, Taylor HL. The biology of human starvation. Minneapolis: University of Minnesota Press, 1950.
Kiefer I, Kunze M. Änderungen des Ernährungsverhaltens und des Körpergewichtes im Rahmen des Gewichtsreduktionsprogrammes »Schlank ohne Diät«. Aktuel Ernaehr Med 2005; 30: 23–28.
Kiefer I, Rathmanner T. Ernährungsberatung, Gewichtsreduktion und Essstörungen. In: Gender Medizin. Geschlechtsspezifische Aspekte für die klinische Praxis (Rieder und Lohff, Hrsg.), Springer Verlag 2004; 173–188.
Kiefer I, Rathmanner T, Kunze M. Eating and dieting differences in men and women. Jmgh 2005; 2: 194–301.
Kinzl J, Kiefer I, Kunze M. Besessen vom Essen. Kneipp-Verlag Leoben, 2004.

Leitzmann C, Müller C, Michel P, Brehme U, Hahn A, Laube H. Ernährung in Prävention und Therapie. Hippokrates Verlag Stuttgart, 2001.
Lützner H, Millon H, Hopfenzitz P. Fasten. Der große ärztliche Leitfaden für Gesunde. Gondrum Verlag Bindlach, 2002.
Macht M. Essen und Emotionen. Ernährungs-Umschau 2005; 52: 304–308.
Marques-Lopes I, Ansorena D, Astiasaran I, Forga L, Martinez A. Postprandial de novo lipogenesis and metabolic changes induced by a high-carbohydrate, low-fat meal in lean and overweight men. Am J Clin Nutr 2001; 73: 253–261.
Mars M, de Graaf C, de Groot L, Kok FJ. Decreases in fasting leptin and insulin concentrations after acute energy restriction and subsequent compensation in food intake. Am J Clin Nutr 2005; 81:570–577.
Masoro EJ. Overview of caloric restriction and aging. Mech Ageing Dev 2005; 124: 913–922.
Mattson MP. Gene-diet interaction in brain aging and neurodegenerative disorders. Ann Intern Med 2003; 139: 441–444.
Norrelund H, Riis AL, Moller N. Effects of GH on protein metabolism during dietary restriction in man. Growth Horm IGF Res 2002; 12:198–207.
OH SY, Kim BS, Choue R. Appetite sensation and eating behaviours to complete fasting in obese and non-obese individuals. Europ J Clin Nutr 2002; 56: 86–89.
Pollitt E, Cueto S, Jacoby ER. Fasting and cognition in well- and undernourished schoolchildren: a review of three experimental studies. Am J Clin Nutr 1998; 67: 779–784.
Pönicke J, Albacht B, Leplow B. Kognitive Veränderungen beim Fasten. Zeitschrift für Klinische Psychologie und Psychotherapie 2005; 34: 86–94.
Schauder P, Ollenschläger G. Ernährungsmedizin. Prävention und Therapie. Urban &. Fischer Verlag, 1999.
Schmid RF, Thews G. Physiologie des Menschen. Springer Verlag, Berlin, 1995.
Schmiedel V, Leitzmann C, Lützner H, Heine H. Ernährungsmedizin in der Naturheilkunde. Handbuch für die Therapie. Urban & Fischer Verlag München, 2001.
Steiniger et al. Die Vitalität adipöser Patienten nach einer Gewichtsreduktion durch Fasten. Forschende Komplementärmedizin und klassische Naturheilkunde. 2003; 10:1.
Walrand S, Moreau K, Caldefie F, Tridon A, Chassagne J, Portefaix G, Cynober L, Beaufrere B, Vasson MP, Boirie Y. Specific and non-specific immune responses to fasting and refeeding differ in healthy young adult and elderly persons. Am J Clin Nutr 2001; 74: 670–678.
Wechsler J. Adipositas. Ursachen und Therapie. Blackwell Verlag Berlin, Wien, 2003.

Wechsler J. Diätetische Therapie der Adipositas. Deutsches Ärzteblatt 1997; 94: 2250–2256.

Wechsler JC, Ditschuneit HH, Malfertheiner P, Ditschuneit H. Stickstoffbilanzen während modifizierten Fastens. Dtsch Med Wschr 1980; 105: 58–61.

Weck M, Fischer S, Hanefeld M, Leonhardt W, Julius U, Graser W, Schneider B, Haller H. Loss of fat, water, and protein during very low caloric diets and complete starvation. Klin Wschr 1987; 65:1142–1150.

Westenhöfer J. Gezügeltes Essen und Störbarkeit des Essverhaltens. Hogrefe Verlag, 1996.

Widhalm K, Eisenkölbl J. Das »Optifast 800®«-Junior-Programm. Erste Erfahrungen an Jugendlichen mit morbider Adipositas. Akt Ernähr Med 2003; 28: 151–156.

Coles J, Vögele C, Hilbert A, Tuschen-Caffier B. Fasten und (Über-)essen: Auswirkungen von Jo-Jo-Diäten auf Parameter der kardialen sympatho-vagalen Balance. Zeitschrift für Klinische Psychologie und Psychotherapie 2005; 34: 95–103.

Wilhelmi de Toledo F, Buchinger A, Burggabe H, Gaisbauer M, Hölz G, Kronstreiner W, Kuhn C, Lischka N, Lützner H, May W, Melchart D, Milchalsen A, Müller H, Peper E, Resch K.-L, Ritzmann-Widderich M, Wessel A, Wichert H, Stange R. Leitlinien zur Fastentherapie. European Society for classical natural medicine. Forsch Komplementärmed Klass Naturheilkd 2002; 9: 189–198.

Wirth A. Adipositas. Epidemiologie, Ätiologie, Folgekrankheiten, Therapie. Springer Verlag Berlin, 2000.

Wisse BE, Campfield LA, Marliss EB, Morais JA, Tenenbaum R, Gougeon R. Effect of prolonged moderate and severe energy restriction and refeeding on plasma leptin concentrations in obese women. Am J Clin Nutr 1999; 70: 321–330.

Zverev YP. Effects of caloric deprivation and satiety on sensitivity of the gustatory system. BMC Neuroscience 2004; 5: 5.

# Register

### Rezepte

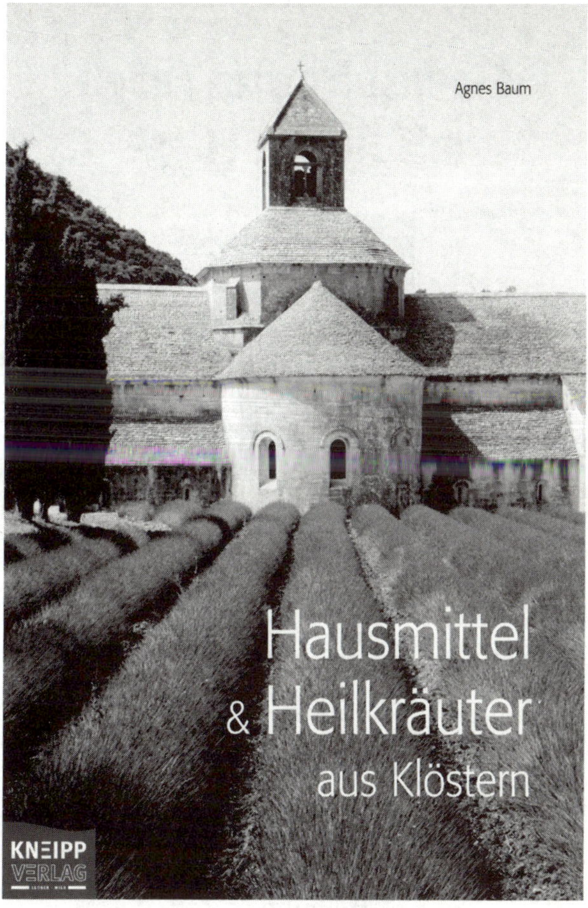
Agnes Baum
Hausmittel
& Heilkräuter
aus Klöstern
KNEIPP
VERLAG